Docteur P. SZELECHOWSKI

Ancien Externe des Hôpitaux

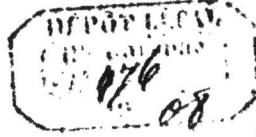

D'un Procédé d'Extraction

des Fibromes Intra-Utérins

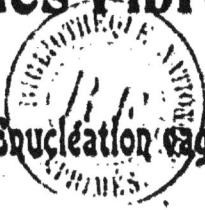

par Énucléation vaginale après Dilatation forcée du Col

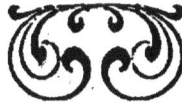

TOULOUSE

Ch. DIRION, LIBRAIRE-ÉDITEUR

23, rue de Metz et rue des Marchands, 23

—

1908

Docteur P. SZELECHOWSKI

Ancien Externe des Hôpitaux

D'un Procédé d'Extraction des Fibromes Intra=Utérins

par Énucléation vaginale après Dilatation forcée du Col

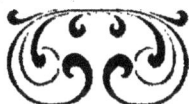

TOULOUSE

Ch. DIRION, LIBRAIRE-ÉDITEUR

22, rue de Metz et rue des Marchands, 33

—

1908

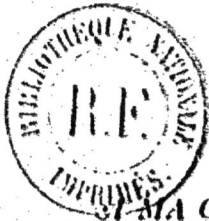

A MA GRAND-MÈRE

~~~~~~~~

A MON PÈRE

~~~~~~~~

A MA MÈRE

~~~~~~~~

A MON FRÈRE

~~~~~~~~

MEIS ET AMICIS

A MON PRÉSIDENT DE THÈSE

MONSIEUR LE PROFESSEUR PÉNIÈRES

A MON MAITRE

Monsieur le Docteur SECHEYRON

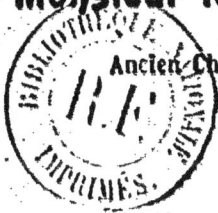

Ancien Chirurgien en chef des Hôpitaux

———————

Permettez-moi, mon cher maître, d'inscrire votre nom en tête de ce travail modeste en vérité, mais qui vous semblera digne d'intérèt, je l'espère.

Ce m'est, je vous l'assure, une douce joie que de vous le dédier. C'est à vous d'ailleurs qu'il retourne comme à sa source originelle ; c'est de vous que j'en ai reçu la donnée, c'est à vous qu'il revient après un long acheminement.

J'espère en faire, en outre, comme le gage de mon affection respectueuse et de ma reconnaissance sincère.

A ma joie profonde s'ajoutent quelques appréhensions. Je ne suis pas très sûr d'avoir toujours gardé et exprimé fidèlement les idées que vous m'aviez confiées. Je ne sais si je fus l'artisan digne d'elles, suffisamment instruit et capable de sertir dans un ensemble clair et simple ce qui est proprement votre bien.

Aussi les imperfections qu'on sera, sans nul doute, en droit de me reprocher, je les revendique; car, en vérité, j'ai usé, avec trop peu de réserve peut-être, de l'indépendance que vous m'avez si libéralement accordée.

Mes appréhensions sont atténuées pourtant par un espoir facile, parce que je connais votre indulgence et que je compte sur votre bienveillance certaine.

Parvenu au terme officiel de nos études médicales, ce nous est un devoir très doux à remplir que d'adresser nos remerciements à tous ceux qui nous ont instruit de leurs leçons, aidé de leurs conseils. Au moment de la consécration de nos études, nous sommes heureux de pouvoir unir les noms de nos maîtres dans un même sentiment de respect, d'estime et de reconnaissance.

En médecine, M. le Professeur Mossé nous a prodigué les fruits de sa haute science et de son expérience incessante. Nous garderons le précieux souvenir de ses leçons si autorisées et si intéressantes. C'est à son enseignement, à celui de Messieurs les docteurs Rispal, Raymond Cestan, professeurs agrégés, que nous devons la plus grande partie et la meilleure de notre instruction médicale. Nous leur offrons l'expression sincère de notre bien vive gratitude.

En chirurgie nous avons été l'élève de M. le Professeur Et. Cestan, de Messieurs les docteurs Mériel et Bauby, professeurs agrégés. Ils nous ont prodigué leur savoir et leurs conseils. Qu'ils agréent l'hommage de notre reconnaissance.

Dans le cours de notre pratique hospitalière nous avons été heureusement guidé par Messieurs les docteurs Sarda, Azéma, Serr, Gilles, Fournier, chefs de clinique à la Faculté. Ils ont été pour nous des conseillers instruits et éclairés et souvent des amis. Ils ont droit à nos remerciements.

Extraction des Fibromes Intra-Utérins

APRÈS DILATATION FORCÉE DU COL

INTRODUCTION

Historique du traitement des fibromes. — De la méthode conservatrice. — Sa légitimité et ses avantages. — Ses indications et ses procédés. D'une nouvelle méthode applicable au traitement des tumeurs intra-utérines.

PREMIÈRE PARTIE

Étude Clinique

INTRODUCTION

Historique du traitement des fibromes.

Méthode conservatrice. Sa légitimité et
ses avantages. Ses indications et ses
procédés. Ses limites et ses inconvénients.

D'une nouvelle méthode applicable au traitement des tumeurs intra-utérines.

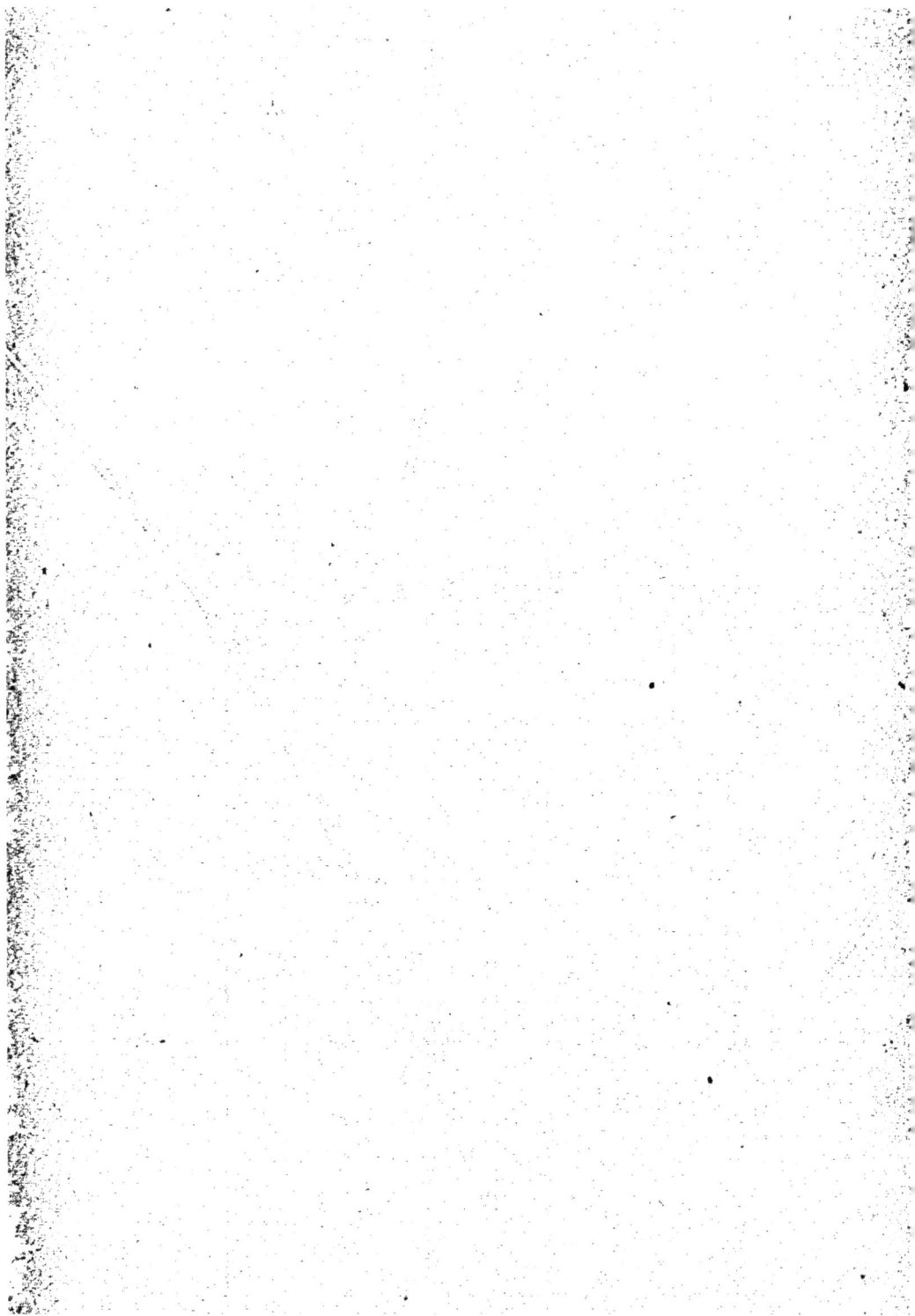

INTRODUCTION

On a dit que le traitement des fibromes utérins a fait répandre aux chirurgiens et aux gynécologues encore plus d'encre que de sang. En effet, des travaux très nombreux ont été publiés sur cette matière. Les auteurs ont proposé à ce sujet des procédés thérapeutiques qui sont divers et parmi lesquels il s'en trouve même de bizarres. C'est ainsi, par exemple, qu'en 1895 Howitz préconisait contre cette affection l'emploi systématique de l'aspiration du sein; pour proposer une telle méthode, il se basait sur les relations d'ordre réflexe qui existent normalement entre la glande mamaire et les organes génitaux, entre la lactation et l'involution puerpérale. C'est ainsi encore, qu'en 1899, un autre chirurgien, Mianziorski, estimant que le traitement par la faim pouvait être efficace, conseillait de soumettre les patients au régime des obèses. De pareilles pratiques n'offrent guère, nous semble-t-il, qu'un intérêt récréatif, mais à côté d'elles on trouve toute une série d'interventions chirurgicales raisonnnées et scientifiques sûres et sérieuses. Avant d'apporter notre contribution bien modeste à un sujet déjà si abondamment traité, nous croyons qu'il est utile de faire un rapide historique de si nombreux travaux. Pourtant nous ne voulons pas entreprendre de rapporter dans tous ses détails l'histoire du traitement des fibromes de l'utérus. D'autres l'ont fait de façon trop précise et avec une trop légitime autorité. Nous voudrions plus simplement envisager dans une revue d'ensemble l'histoire générale de la chirurgie des fibromes utérins. Dans ce but, nous croyons pouvoir réunir en trois groupes différents tous les procédés de thérapeutique chirurgicale employés pour le traitement de ces tumeurs utérines. Chaque groupe de ces procédés opératoires a eu d'ailleurs des succès différents, une influence inégale et répond à une tendance spéciale.

I. — Dans le premier groupe nous rangerons toutes les opérations qui ont cherché à enlever les fibromes en sacrifiant l'utérus.

II. — Dans le deuxième peuvent être compris toutes les opérations qui ont essayé de faire disparaître les tumeurs en évitant les dangers inhérents à l'ablation directe (Méthodes indirectes palliatives, ligatures atrophiantes, castration ovarienne, injections intra-utérines, etc.).

III. — Enfin, dans le troisième groupe nous plaçons tous les procédés qui s'efforcent d'extirper les néoplasmies en conservant autant que possible l'utérus et ses annexes.

Nous devons d'ailleurs faire remarquer qu'il n'y a pas eu entre ces trois groupes d'opérations une succession réelle qui puisse correspondre à des phases chronologiquement bien définies. C'est ainsi qu'à la session du Congrès français de chirurgie, en 1889, le traitement des fibromes utérins réunissait une opinion unanime; c'était une rareté, s'il en fut, entre médecins. L'hystérectomie abdominale totale ou subtotale recueillait tous les suffrages. Cette méthode paraissait ainsi établie pour longtemps comme le procédé de choix dans le traitement des fibromes.

A ce moment la thérapeutique conservatrice ne se manifestait pratiquement que par quelques essais de ligatures atrophiantes et par quelques tentatives de conservation des ovaires. Cependant, malgré un *consensus* aussi rare que touchant, les théories conservatrices, que l'on manifestait alors, tendent actuellement de plus en plus à devenir des réalités pratiques. La chirurgie conservatrice, qui d'ailleurs avait été inaugurale et initiatrice, a reconquis dans un nouvel essor une partie de son patrimoine perdu. Cette réaction, cette rénovation même, pouvons-nous dire, sur laquelle Dartigues, dans sa thèse inspirée par Segond, a habilement et scientifiquement insisté, est naturelle et légitime. En effet, les raisons en sont nombreuses. La Torre, au Congrès international, soutenait que « l'utérus est utile pour la famille, pour la société et pour la science »; et encore, pour affirmer davantage la réalité chez la femme du désir ou plus simplement et mieux

de la faculté de procréation, il invoque les madones
de Raphaël et de Murillo, pour constater chez ces vier-
ges immaculées l'expression puissante du besoin et du
bonheur maternel. Sans rechercher de tels arguments
sentimentaux ou artistiques, sans s'appuyer sur un
motif d'ordre purement moral, tel que le désir maternel,
le médecin peut trouver scientifiquement d'autres raisons pour proclamer l'intangibilité du pouvoir procréateur, toutes les fois du moins qu'il est compatible avec
l'état de santé.

Tout d'abord, on doit assurer que le but idéal de la
chirurgie est de concilier le principe de l'ablation des
tumeurs avec celui de la conservation des organes.
C'est là un motif d'ordre général; mais le principe en
est d'autant plus aisément applicable au traitement
opératoire des fibromes utérins que la disposition anatomo-pathologique de ces tumeurs, presque toujours
circonscrites et indépendantes, permet bien souvent de
les enlever sans sacrifier l'utérus.

En outre, pour proclamer la supériorité des opérations conservatrices dans le cas de fibromes utérins, nous
invoquerons d'autres raisons qui seront : 1º d'ordre
anatomique; 2º d'ordre physiologique; 3ª d'ordre opératoire.

1º Au point de vue anatomique, il est évident que
l'on doit toujours, en principe, éviter autant qu'il est
possible de modifier la disposition topographique normale de la cavité pelvienne;

2º Au point de vue physiologique, nous assurerons

aisément encore qu'il faut s'efforcer de ne point supprimer les multiples fonctions utéro-ovariennes, telles que
l'ovulation, la menstruation, la fécondation, la reproduction. Enfin, l'intangibilité du pouvoir procréateur
est un principe qu'un chirurgien doit s'efforcer de res-
pecter le plus possible. A ce point de vue, peut-être
arriverait-on même à diminuer le taux de la stérilité en
opérant les fibromes de bonne heure ;

3º Enfin, au point de vue opératoire, la chirurgie
conservatrice, dans la plupart de ses interventions,
et surtout dans celle que nous proposons, est d'une
bénignité incontestable. D'autre part, cette méthode est
préablement et simultanément exploratrice ; elle permet de juger, en suprème ressort, de la justiciabilité de la
conservation ou bien du sacrifice total de l'organe,
sans qu'en aucune manière, dans ce dernier cas, la
technique opératoire soit entravée ou compliquée.

Ainsi, la chirurgie conservatrice prend, pour tous ces
motifs, une importance indiscutable chez les jeunes
femmes. Chez elles, en effet, non seulement elle res-
pecte la possibilité d'une grossesse, mais eucore, si elle
vient à se produire, elle met à l'abri des cas de dystocie.
En outre, contrairement aux grandes opérations muti-
latrices, les opérations conservatrices n'ont pas contre
elles le plus souvent de contre-indications basées sur le
mauvais état général (anémie, cardiopathies, diabète,
albuminurie, etc.). Enfin, nous pouvons dire que les
interventions conservatrices sont radicales parce qu'el

les visent à enlever toute la tumeur et qu'elles y réus-
sissent le plus souvent.

On a beaucoup objecté contre la méthode conservatrice la possibilité d'une récidive. Ce reproche pourtant,
à notre sens, n'enlève rien à sa valeur. D'abord, non
seulement les récidives sont fort rares, mais ensuite le
chirurgien sera toujours à temps pour pratiquer une
castration totale.

Ces indications rapides nous permettent de conclure
qu'il y a lieu de recourir à la chirurgie conservatrice
de l'utérus et des annexes pour le traitement des fibromes *dans la plus large mesure possible.*

En vue de satisfaire aux indications de la méthode
conservatrice, divers procédés opératoires ont été
employés.

En premier lieu, nous indiquerons les méthodes
atrophiantes ou indirectes et nous reconnaîtrons aussitôt
que ces opérations ne constituent qu'une chirurgie pal-
liative, de deuxième plan, utilisable seulement dans le
cas d'extirpations impossibles. A notre avis, appliquer
de telles interventions dans le cas de fibromes au début,
et dont on va, par exemple, lier par voie vaginale le
pédicule vasculo-utérin, est pour le moins inutile,
puisque, avec le minimum égal de danger opératoire, il
est des opérations qui ont le triple avantage d'être
exploratrices, directes, radicales.

Les opérations conservatrices par voie abdominale
sont d'indication incontestable quand il s'agit de ces
tumeurs que Pozzi appelle « à évolution abdominale »,

ce sont les polypes intra-abdominaux, et les fibromes sous-péritonéaux sessiles peu nombreux et peu considérables. Mais appliquer la myomectomie abdominale à des tumeurs sous-muqueuses, quelquefois même avec le parti-pris d'ouvrir la cavité utérine, est, nous semble-t-il, aller un peu loin et soumettre les malades à un aléa opératoire qu'ils ne doivent pas courir, puisque, précisément pour cette même catégorie de tumeurs, il existe des opérations vaginales beaucoup plus bénignes.

Les opérations conservatrices par voie vaginale sont indiquées quand il s'agit de polypes intra-utérins ou utéro-vaginaux. Elles le sont encore dans le cas de fibromes sous-muqueux ou interstitiels; mais alors elles exigent, outre l'énucléation et parfois le morcellement, une intervention préliminaire : l'hystérotomie. De nos jours, on a recours le plus souvent à l'hystérotomie cervico-vaginale selon la méthode de Segond qui n'est d'ailleurs qu'une modification du procédé de Péan, décrit dans la thèse de notre maître, le Dr Sécheyron. Ce procédé, s'il a des avantages indéniables sur les méthodes par voie abdominale, a pourtant des inconvénients signalés pour la première fois par Pozzi, dans sa thèse d'agrégation. Les principaux désavantages d'une telle méthode sont : l'hémorragie, la blessure des parois utérines, l'inversion de l'utérus, la septicémie.

C'est pour remédier aux inconvénients de cette opération qui présente, de par ailleurs, de si grands avantages, que nous proposons aujourd'hui une opération

nouvelle. Le procédé opératoire sur lequel nous voudrions attirer l'attention profite de la supériorité dont
jouit l'énucléation vaginale sur l'énucléation abdominale, et, en outre, il n'offre pas les inconvénients
sérieux que l'on peut reprocher à la méthode de
Péan et à celle de Segond.

D'abord, le procédé opératoire nouveau que nous
allons décrire et qui fut imaginé par notre maître,
M. le docteur Sécheyron, n'est que l'imitation d'un
processus naturel, physiologique, pourrait-on dire.

Depuis longtemps déjà, les médecins, gynécologues,
chirurgiens et anatomistes même furent frappés de
l'analogie qui existe entre l'utérus fibromateux et l'utérus gravide. Guyon(1) même a proposé le nom de
« grossesse fibreuse » pour désigner, par ce terme pit-
toresque et judicieux, l'état de l'utérus atteint de
néoplasie fibromateuse.

En outre, la tendance naturelle de l'utérus atteint
de fibrome est la même que celle d'un utérus gravide.
On peut dire que l'évolution normale des fibromes est
d'aboutir à l'expulsion hors des parois de l'utérus, soit
vers l'extérieur pour les types à évolution vaginale,
soit vers la cavité péritonéale pour les types à évolution
abdominale. Cet effort se traduit par la pédiculisation
qui se produit dans ces deux sens. On observe même
encore assez souvent l'*accouchement* réel d'une de ces

(1) Guyon. Des tumeurs fibreuses de l'utérus. Thèse d'agrégation, Paris, 1860.

tumeurs après rupture du pédicule sous l'influence de
fortes contractions utérines (1), ou même par l'effet de
la pesanteur et de l'amincissement des liens d'attache.
Un effort de défécation ou de vomissement suffit alors
pour amener l'expulsion de la tumeur (2). La rupture
de la capsule d'un corps sous-muqueux peut s'accomplir dans des conditions analogues et donner lieu à une
véritable énucléation spontanée Cette énucléation est
parfois précédée d'une période de douleurs et d'hémorragies (3); d'autres fois, elle se fait subitement pendant
un effort ou même une exploration (4); on l'a vue encore succéder à l'accouchement (5) et au retrait consé-
cutif de l'utérus.

Toutes ces similitudes existant entre l'utérus atteint
de grossesse normale ou de grossesse fibreuse, ont permis d'imaginer un procédé thérapeutique des fibromes
se rapprochant du processus physiologique de l'accouchement. C'est cette méthode que nous allons étudier,

(1) Whitefort. *Glascow Medic. Journ.*, Août 1872.
(2) Routh. *Brit. méd. journ.*, t. II, p. 29 et suiv.; Marchand.
Wirchows Arch., t. LXVII, p. 206.
(3) Berdinel. *Arch. de Tocologie*, 1876, t. III, p. 249.
(4) Mundé (*Soc. obst. de New-York*, 6 juin 1886) a présenté
une pièce provenant de l'énucléation spontanée d'un fibrome ne
pesant pas moins de deux livres.
Swiecicki rapporte deux observations d'élimination de myomes par l'intestin avec guérison des malades (*Archives für
Gynakologie*, t. XIII, n° 1).
(5) Anderson. A observé l'élimination spontanée d'un corps
fibreux de la grosseur d'un œuf, sans hémorragie, trois jours
après l'accouchement (*Hygiea*, Stockolm, août, 1897).

méthode qui n'est en somme que l'accouchement forcé des tumeurs. Un tel procécé opératoire possède des avantages indéniables, outre qu'il est moins dangereux que n'importe quelle intervention jusqu'à présent employée.

Pour établir à la méthode imaginée par notre maître, M. le docteur Secheyron, des bases scientifiquement exactes, nous nous sommes appuyés d'abord sur des faits observés dans la clinique chirurgicale, puis sur les analogies avec les résultats fournis par l'obstétrique, enfin nous avons encore étudié des travaux faits sur l'anatomie et la physiologie normale de l'utérus. Nous croyons utile de les résumer à nouveau, nous leur avons donc consacré un chapitre où l'on trouvera, nous l'espérons, des faits intéressants qui faciliteront la compréhension du procédé. Nous appuyant sur ces données scientifiques bien préétablies, nous faisons dans le chapitre suivant la description clinique de notre procédé et selon la disposition anatomique de la tumeur, nous avons envisagé plusieurs cas que nous étudierons séparément.

La seconde partie de notre travail est consacrée à l'étude critique de la méthode que nous proposons.

Nous indiquons ses avantages et ses inconvénients et nous précisons ses limites et ses indications.

Enfin nous terminons notre travail par la publication d'un certain nombre d'observations encore inédites. Toutes ces observations nous ont été fournies par notre maître, M. le docteur Secheyron. Toutes rapportent l'histoire de malades opérées par lui suivant sa méthode soit dans sa clinique particulière, soit dans son service à l'Hôtel-Dieu, alors même que nous avions l'honneur d'être son externe.

Toutes ces observations démontreront encore, nous l'espérons, mieux que tout ce que nous pourrions dire, la valeur du procédé que nous décrivons.

PREMIÈRE PARTIE

Etude clinique de l'extraction des fibromes intra-utérins après dilatation forcée du col.

PREMIÈRE PARTIE

Etude clinique de l'extraction des fibromes intra-utérins après dilation forcée du col.

L'extraction des fibromes intra-utérins après dilatation forcée du col est une opération qui a pour but d'extraire par voie vaginale, ou pour mieux dire, par voie utéro-vaginale, les fibromes contenus dans la cavité utérine.

Nous disons par voie utéro-vaginale, pour préciser que cette opération se sert, comme voie d'accès, de la filière génitale. Ainsi, cette intervention se distingue d'autres opérations, qui employant d'abord la voie vaginale, traversent ensuite, pour pénétrer plus avant, le vagin par des incisions variables dans les culs de sac antérieur, postérieur ou latéraux.

Cette intervention, avons-nous dit déjà, s'adresse aux fibromes intra-utérins, c'est-à-dire à ceux qui sont contenus dans la cavité utérine. Ces tumeurs comprennent donc la majorité de celles que Pozzi désigne sous le nom de tumeurs à évolution vaginale et nous pouvons ainsi y reconnaître plusieurs types :

1º Ce sont tout d'abord ces tumeurs, en général pédiculées, qui naissent à l'origine dans la cavité intra-utérine, puis qui par leur développement dilatent le col utérin et s'extériorisent en partie dans le vagin. Ces tumeurs sont parfois désignées sous le nom de « polypes en sablier » ;

2ª Ce sont ensuite des tumeurs qui, sessiles ou pédiculées, restent tout entières dans la cavité utérine et en général la cavité du corps, le col étant dans ce cas complètement fermé ;

3º Ce sont enfin des tumeurs comprises dans l'épaisseur de la paroi utérine, situées sous la muqueuse (fibromes sous-muqueux), ou dans le muscle même (fibromes interstitiels), mais qui par leur développement évoluent vers la cavité utérine. Ces tumeurs se distinguent aussi des fibromes sous-péritonéaux ou des fibromes interstitiels à développement abdominal.

A chaque espèce de ces tumeurs peut s'appliquer le principe de l'intervention, c'est-à-dire la dilatation forcée du col. Mais dans chacun de ces cas particuliers, l'emploi de cette méthode générale nécessite des variations de détails dans les manœuvres opératoires. Aussi pour plus de clarté et de simplicité nous croyons devoir décrire successivement la technique opératoire applicable à chacun d'eux.

Auparavant nous croyons utile de rappeler en un chapitre bref quelques notions précises sur la structure anatomique de l'utérus. Nous insisterons surtout sur la disposition de sa musculature et aussi sur son innervation. Ces éléments permettront de comprendre avec plus de facilité le temps fondamental de l'opération que nous décrivons et qui consiste en la dilatation forcée du col.

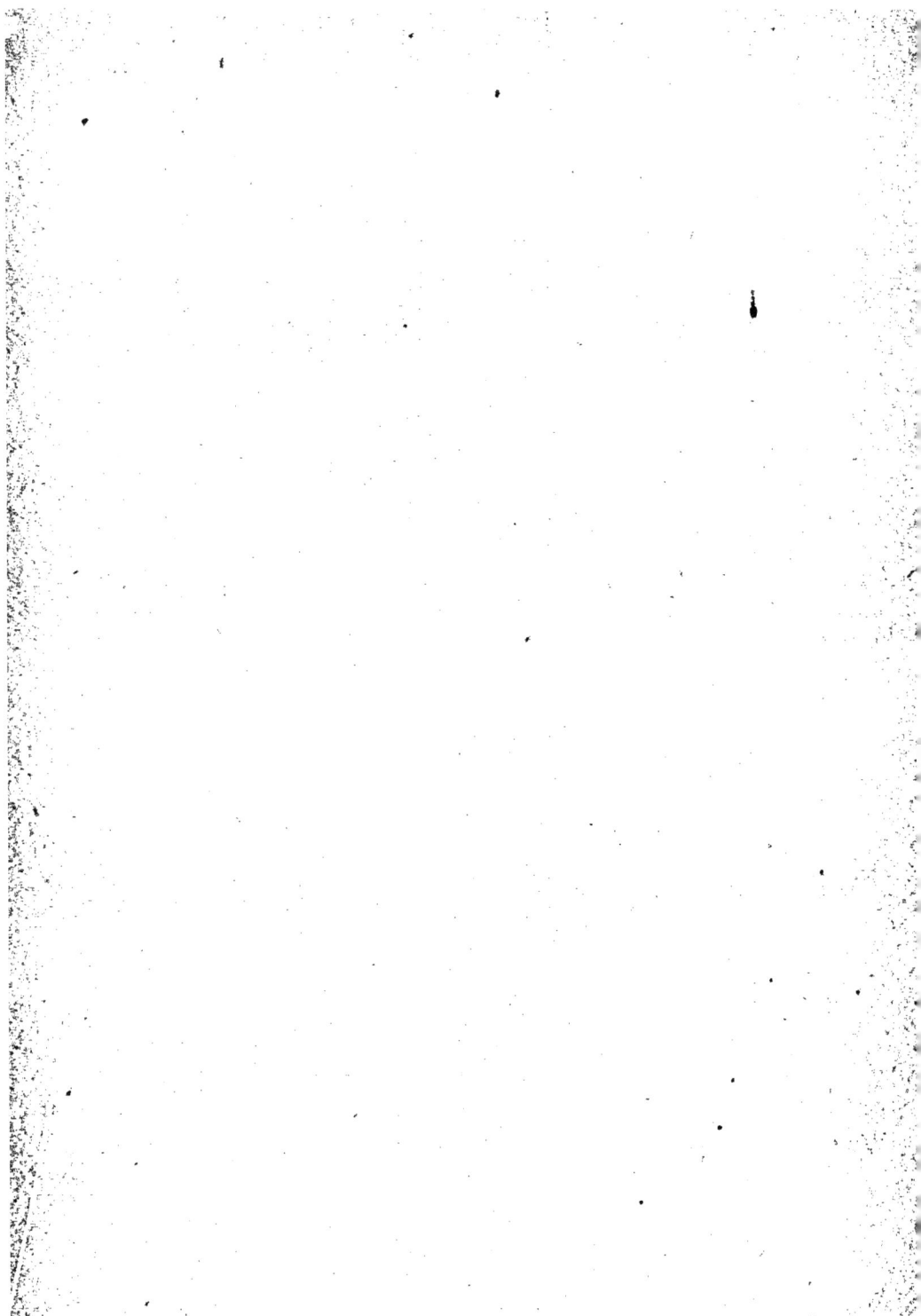

CHAPITRE PREMIER

Anatomie et physiologie du muscle et des nerfs utérins.

Il est d'usage de reconnaître trois tuniques entrant dans la composition de l'utérus : une tunique péritonéale, une tunique musculeuse, une tunique muqueuse.

La tunique musculeuse, la seule qui nous intéresse, est la plus épaisse des trois. Grisâtre à la coupe, elle paraît formée de filaments entrecroisés, au milieu desquels se voient des orifices vasculaires. On la divise à son tour en trois couches : superficielle, moyenne et profonde.

La couche superficielle est constituée par des faisceaux longitudinaux — faisceaux ansiformes d'Hélie et Chenautais — qui occupent la face antérieure, le fond et la face postérieure de l'utérus, et par des faisceaux transverses qui, partant des précédents, se portent sur les côtés et vont ensuite doubler la face profonde des ligaments larges.

La couche moyenne est formée de faisceaux pléxiformes inextricables.

La couche profonde se compose de fibres circulaires disposées en trois groupes dont deux situés au niveau de l'embouchure des trompes et le troisième autour du col.

Les nerfs de l'utérus proviennent du plexus hypogastrique et du plexus utéro-ovarien.

A propos des ramifications et terminaisons des nerfs dans l'utérus, Rieffel écrit dans le tome V du *Traité d'Anatomie* de Poirier et Charpy : « Existe-t-il des ganglions sur le trajet intra-utérin des nerfs? La chose est très discutée. Remak en décrivait. Frankenhauser, Henle les niaient ; Rein les admet. Plus récemment, von Herff, Gawronski, Spampani prétendent avoir vu dans le myometrium et sous la muqueuse, non des ganglions microscopiques, mais des cellules ganglionnaires ».

En 1906, Keiffer a repris ses travaux sur ce sujet et voici les conclusions auxquelles il aboutit : « On peut affirmer que chez le fœtus humain il se développe dans les parois de l'utérus, du vagin, comme dans le mésométrium, de véritables ganglions sympathiques, comparables aux autres ganglions de la chaîne sympathique ; qu'ils se développent sur le trajet des nerfs intra-utérins et intra-vaginaux jusqu'à une certaine profondeur dans les parois de cet organe ; qu'à la naissance et surtout au second mois de la vie extra-utérine, beaucoup de ces ganglions possèdent déjà une structure bien définie et renferment de nombreuses cellules multipolaires. On doit forcément retrouver chez l'adulte les ganglions que nous avons décrits chez l'enfant de deux mois ».

Ainsi, la disposition de ce système nerveux donne au corps et au col utérin une innervation double et croisée. Dans le corps, le nerf érecteur du plexus utéro-ovarien est moteur des fibres musculaires longitudinales et inhibiteur des fibres circulaires, tandis que le nerf hypogastrique est le nerf moteur des fibres circulaires et inhibiteur des fibres longitudinales. Dans le col, leur rôle est absolument inverse.

Au point de vue physiologique, on sait que l'excitation prolongée d'un nerf entraine sa paralysie. Ainsi, par la durée de leur application les excitants chirurgicaux (main ou instruments) employés à la dilatation du col entrent dans cette catégorie. D'après ces données, on peut concevoir facilement déjà, qu'une irritation prolongée portant sur le col (telle qu'une dilatation) amènera la paralysie des deux nerfs érecteurs et hypogastrique, d'où le relâchement de toutes les fibres de l'utérus. Celui-ci s'agrandira dans le sens de tous ses diamètres ; il deviendra atonique et prendra une forme en ballon.

Toutefois, la présence des ganglions nerveux périphériques de l'utérus complique un peu ces résultats. Dans ses recherches, Fellner a observé que les excitations portant sur les ganglions siégeant vers le fond de l'utérus (les curettages peuvent rentrer dans cette catégorie) réagissent de préférence sur les nerfs érecteurs. Au contraire, les excitations portant sur les ganglions

cervicaux retentissent surtout sur les hypogastriques.
Si donc l'excitation de ceux-ci amène leur paralysie,
les nerfs érecteurs seront seuls à agir ; les fibres longitudinales du corps se contracteront, les circulaires se
relâcheront. Il y aura ainsi un agrandissement de la
cavité utérine et un amincissement de ses parois.

Notons encore qu'il est possible que les anesthési-
ques employés en chirurgie viennent ajouter leur action
aux précédentes, de même que l'on sait que le curare
paralyse les deux nerfs utérins.

CHAPITRE II

Extraction des fibromes à évolution utéro-vaginale (polypes en sablier)

L'intervention s'adresse à des tumeurs contenues en partie dans la cavité utérine et en partie dans le vagin. Ces tumeurs ont eu une évolution, toujours la même, et ont parcouru des phases successives qu'elles ont traversées plus ou moins vite, selon la rapidité de leur processus. Parties du canal utérin elles ont franchi tour à tour l'orifice interne du col, l'orifice du museau de tanche et elles sont parvenues dans le vagin pouvant même se prolaber hors de la vulve.

Soins pré-opératoires.

La préparation de la malade devra être faite avec soin; on doit s'y attacher autant que s'il s'agissait d'une hystérectomie. Il faudra insister sur l'antisepsie du vagin, de la surface du polype qui fait saillie hors du museau de tanche. Cette désinfection se fera quelques jours avant, à moins d'urgence, au moyen d'injections au permanganate de potasse, à l'eau oxygénée ou au sublimé. Bien entendu on ne négligera pas le savonnage du vagin et de la vulve.

Instruments

Les instruments employés sont simplement trois ou quatre pinces fortes à griffes, un tire-bouchon comme ceux en usage dans l'hystérectomie abdominale et une paire de forts ciseaux courbes sur le plat.

Par extrême précaution on peut se munir des instruments nécessaires pour pratiquer un curettage ou même une hystérectomie vaginale. C'est là, croyons-nous, plutôt un surcroît de sagesse, car les cas sont bien rares où l'on peut être appelé au cours d'une aussi simple intervention, à pratiquer extemporanément une hystérectomie vaginale. Cela ne peut guère se produire que par suite de circonstances imprévues, surtout par faute de l'examen de la malade et insuffisance du diagnostic.

Position opératoire.

La malade sera placée en position dorso-sacrée qui nous a semblé la plus commode.

Technique opératoire.

Après avoir placé les valves vaginales que l'on confie à un aide, on saisit avec une ou deux paires de pinces la masse du polype contenue dans le vagin et on l'abaisse le plus possible. Cette traction sur la tumeur

peut encore se faire par l'intermédiaire d'un tire-bouchon chirurgical implanté dans le polype. On doit
alors pratiquer la dilatation du col pour permettre à la
masse intra-utérine d'être extériorisée à son tour. Dans
la plupart des cas cette dilatation sera excessive-
ment simple et facile. Le segment inférieur de l'utérus
et les lèvres du col qui ont déjà subi lentement un travail de dilatation céderont aisément aux efforts de l'opérateur. Pour obtenir la dilatation complète ou tout au
moins suffisante pour le passage de la tumeur le chirurgien interviendra d'abord par des tractions sur la
tumeur et aussi par un massage circulaire et excentrique
des lèvres du col. Les tractions sur la tumeur, jointes à
des mouvements de rotation, exercées par l'intermédiaire
des pinces ou du tire-bouchon seront efficaces sur
l'orifice interne du col. Le massage circulaire excentrique pratiqué par les doigts agira sur les lèvres
externes du museau de tanche.

L'opérateur commencera par les tractions sur le
fibrome, puis relâchant celles-ci, il s'efforcera d'introduire l'index de la main droite entre la tumeur et la
paroi interne du col utérin. Le glissement de ce doigt
sera le plus souvent facile; quelques mouvements de
vrille le rendront encore plus commode. Dès sa péné-
tration dans la cavité du col, l'index pratiquera le
massage régulier, excentrique des lèvres du col. Cette
manœuvre doit s'exécuter avec une énergie progressive,
mais sans force exagérée et surtout sans brusquerie et
sans à-coups. Bientôt il sera possible d'introduire suc-

cessivement deux, puis trois doigts qui continueront la
même manœuvre jusqu'à ce que s'obtienne une dilatation suffisante. Parfois la masse intra-vaginale de la
tumeur gêne les mouvements de la main dans ce travail de massage excentrique. Dans ce cas il est plus
commode d'opérer successivement avec les deux
mains, la main droite se chargeant de la dilatation de
la moitié gauche du col, la main gauche opérant sur
la moitié droite.

En général, la dilatation est ainsi rapidement produite. Dès qu'elle est complète, ou, tout au moins, dès
que l'orifice du col a acquis un diamètre suffisant pour
livrer passage à la masse intra-utérine de la tumeur, on
procèdera à l'extraction de celle-ci. Des mouvements
de rotation permettront la rupture du pédicule et la
libération de la tumeur. S'il arrive que parfois le pédicule est assez considérable et si la torsion seule ne par-
vient pas à le rompre, il faut alors glisser l'index gauche sur la surface externe du polype, reconnaître l'implantation du pédicule et avec de longs ciseaux courbes sur le plat, insinués jusqu'à lui, on pratique une
petite section sur la naissance de la tumeur; on fait
alors une nouvelle torsion suivie d'une nouvelle
section et ainsi de suite, jusqu'à ce que le polype soit
complètement détaché; on se rend compte ainsi au fur
et à mesure du travail accompli, et, par ce mécanisme,
on aide au détachement, tout en favorisant l'hémostase.

Pendant cette traction, torsion et section du polype,
il est souvent utile qu'une main, appliquée sur le pubis,

surveille, à travers une compresse aseptique, le fond
de l'utérus pour prévoir un commencement d'inversion
utérine.

La polypectomie terminée, on lave la cavité utérine
à l'aide de la sonde à double-courant, avec de l'eau
aseptique par exemple. On peut faire suivre ce lavage
d'un attouchement des parois avec une solution de chlorure de zinc à 1 p. 100, ou mieux de glycérine créosotée à 1/20. Très rapidemment, le col se refermera et
on procédera pour les soins post-opératoires comme à
la suite d'un banal curettage.

Complications opératoires

Hémorragie. — L'hémorragie est un accident rare et
que nous n'avons jamais observé. Elle pourrait se produire soit au niveau du pédicule sectionné, soit par un
véritable suintement de la muqueuse intra-utérine.

Depuis longtemps déjà Dupuytren s'est élevé contre
cette crainte des pédicules soit disant hémorragiques.
Cependant, Phocas (1), de Lille, prétend n'avoir jamais
rencontré de pédicules non-saignants à la suite de la
torsion ou de la section ; aussi, il conseille la forcipres-
sion par une pince à demeure laissée sur le pédicule
pendant quarante huit heures, comme dans une hystérectomie vaginale. Ce chirurgien a également essayé
avec succès l'écrasement du pédicule avec l'angiotribe

(1) Phocas. Etudes de Gynécologie opératoire, 1900.

moyen de Mathieu qui, dit-il, est assez facile à manier
et peut être glissé aisément sur le pédicule ; cette
angiotripsie doit durer deux à trois minutes pour être
efficace. On pourrait encore employer la cautérisation
au thermocautère. Il est évident que tous ces moyens :
forcipressure, écrasement, cautérisation, ne sont pas à
renier ; mais nous assurons que les circonstances où
l'on devra les utiliser ne constituent qu'une rare exception : les mors d'une pince laissés quelques heures,
vingt-quatre environ, suffisent à calmer toute crainte le
cas échéant.

L'hémorragie peut encore se faire par suintement , elle
ne constitue encore qu'un rare accident ; cependant, chez
des malades déjà souvent très affaiblies par des pertes
sanguines antérieures, elle pourrait être à redouter. Si
donc on observait un suintement devenant menaçant,
on devrait, comme le conseille Longuet (1), bourrer
toute la cavité intra-utérine de mèches de gaze stérilisée
et même pratiquer une occlusion temporaire du col en
rapprochant les lèvres cervicales par une ou deux paires
de pinces laissées en place quelques heures. Si l'hémorragie était encore incoercible par ce moyen, on termi-
nerait immédiatement par une hystérectomie vaginale.
Mais nous croyons fermement qu'un bon tamponnement bien exécuté doit avoir toujours raison d'un pareil
accident.

Enfin, certains auteurs signalent, après une polypec-

(1) Longuet. *Progrès Médical.* Juillet 1899.

tomie, des hémorragies secondaires très abondantes et
pouvant devenir fort graves. Léopold, Voigt, Pro-
chownich, Tandler en signalent des exemples. Tandler (1) en reconnaît la cause dans une véritable inertie
utérine. Dans ces cas, il faudrait encore pratiquer un
bon tamponnement de la cavité utérine, et si ce moyen
était insuffisant, on devrait se résoudre à une hystérectomie. Il faut également savoir que, souvent, ces
hémorragies secondaires de l'utérus ne peuvent être
que d'ordre infectieux et sont de moins en moins à
redouter avec les progrès de la chirurgie.

Adhérences de la tumeur à l'utérus. — Il peut se
faire que le polype cavitaire adhère à l'utérus par plusieurs points isolés, la cavité utérine n'étant point cependant tout à fait oblitérée et permettant l'écoulement
menstruel. Ces adhérences sont plus ou moins nombreuses, plus ou moins solides et constituent de véritables pédicules secondaires. Terrier et Reymond (2) ont
fait une étude de ces tumeurs cavitaires à pédicules
multiples. En présence d'un fibrome appartenant à cette
variété, il faudrait détacher les adhérences, sectionner
ces pédicules secondaires s'ils ne sont point trop nombreux. Pour cela une bonne dilatation du col est absolument nécessaire ; elle seule permettra de parvenir jus-

(1) Tandler. *Münch. Méd. Woch*, 1897, 9 février, n° 6, p. 140.
(2) Terrier et Reymond. Fibromes utérins à pédicules multiples. *Revue de Chirurgie*, avril 1900, p. 489.

qu'au vrai pédicule. Si cette dilatation se faisait mal,
s'il y avait des adhérences trop étendues et des pédicules trop multiples, il serait préférable, croyons-nous, de
renoncer à la polypectomie et de pratiquer une hystérectomie vaginale.

Volume de la tumeur. — Il peut arriver que la
masse de la tumeur contenue dans le vagin le remplisse
et le distende et empêche d'arriver aisément sur le col
utérin. Il est dans ce cas nécessaire de déblayer tout
d'abord le terrain et de supprimer par un morcellement
régulier la masse trop volumineuse qui occupe toute la
cavité vaginale. Ainsi l'on se donne du jour et l'on par-
vient jusqu'au col. On traite alors comme dans les cas
les plus simples la masse de la tumeur incluse dans
la cavité utérine.

Le morcellement de ces tumeurs s'effectue sans
aucune crainte d'hémorragie : de forts ciseaux ou un bistouri sont en pareil cas les instruments les plus simples et les moins dangereux. (Voir *Technique chirurgicale* de Doyen).

CHAPITRE III

Extraction des fibromes inclus tout entiers dans la cavité utérine.

À côté des cas simples que nous avons étudiés dans le chapitre précédent, nous allons placer le cas un peu plus compliqué des tumeurs contenues tout entières dans la cavité utérine. Ces tumeurs peuvent être à leur tour : 1° pédiculées, c'est-à-dire rattachées à l'utérus par un pédicule plus ou moins gros et formé par un repli muqueux, par des fibres musculaires et des vaisseaux. Ce sont alors des polypes intra-utérins. 2° Les corps fibreux peuvent être implantés sur l'utérus par une base large et sans intermédiaire de pédicule ; ce sont alors des fibromes sessiles. Ce qui caractérise ces deux sortes de tumeur c'est qu'elles sont libres dans la cavité utérine ; qu'elles ne sont point recouvertes par une coque formée aux dépens des tissus de l'utérus. Ainsi elles se distinguent des deux variétés que nous examinerons dans le chapitre suivant et qui sont : 1° les fibromes sous-muqueux, immédiatement ou presque immédiatement recouverts par la muqueuse utérine et 2° les fibromes interstitiels occupant l'épaisseur du parenchyme musculaire de l'utérus.

Ce qui différencie les cas que nous examinons maintenant des cas que nous avons étudiés tout à l'heure, c'est que ces tumeurs sont contenues tout entières dans la cavité de l'utérus, le col étant fermé. Nous devons signaler à ce propos que très souvent des tumeurs qui se trouvent ainsi d'ordinaire incluses dans la cavité utérine peuvent parfois, à l'occasion de contractions utérines, apparaître et prolaber légèrement entre les lèvres du col entr'ouvert. Nous savons, en effet, qu'une tumeur intra-utérine, occupant en général toute la cavité utérine, a une grande tendance à émigrer hors de cette cavité. Un fibrome de cette sorte agit comme un corps étranger, comme un œuf abortif, et devient l'occasion d'une série de contractions utérines. Nous savons aussi que ces contractions ont pour résultat l'amincissement du segment inférieur, puis la dilatation de l'orifice interne du col et parfois du col tout entier. Ainsi sous l'effort d'une contraction utérine la tumeur appuyant sur le segment inférieur peut surmonter la résistance des fibres annulaires et apparaître entre les lèvres du col ainsi dilaté. Mais la contraction cessant, la musculature du col qui n'est plus forcée par la pression de la tumeur, reprend sa tonicité et le col se referme sur la tumeur qui redevient absolument enfermée dans la cavité de l'utérus.

La répétition de ces crises contractives a pour effet

d'assouplir le col et nous y trouvons grand avantage au moment de la dilatation forcée du col. Ici encore, le procédé comprend plusieurs temps :

1° Dilatation du col ;

2° Préhension dn fibrome ;

3° Traction du fibrome et passage à travers le canal cervico-utérin :

4° Extraction vaginale.

D'ordinaire, tous ces temps peuvent s'accomplir avec la plus grande facilité.

Soins préopératoires. — Ici, comme toujours, la préparation de la malade devra être faite avec soin. La désinfection et le lavage de la vulve et du vagin doivent être aussi scrupuleusement accomplis que s'il s'agissait d'une hystérectomie vaginale.

Les instruments seront les mêmes que ceux employés pour les cas étudiés dans le précédent chapitre.

La position opératoire la plus commode nous semble être toujours la position dorso-sacrée.

Technique opératoire

Dilatation du col. — On place les valves vaginales que l'on confie à un aide et on saisit le col à l'aide d'une pince à griffes. Des tractions exercées sur cette pince abaissent le col autant que possible. On commence aussitôt les manœuvres manuelles destinées à dilater l'orifice du col utérin. L'index droit pénètre, en vrillant, dans la cavité cervico-utérine. Ce doigt, par

un mouvement circulaire excentrique, masse les lèvres
du col en tous sens. Bientôt, celui-ci commence à
céder et à se dilater ; son orifice permettra l'introduc-
tion de deux doigts, l'index et le médius qui, à leur
tour, accompliront les mêmes mouvements de massage
circulaire excentrique. A ce moment, l'ouverture du
col, bien qu'encore incomplètement dilaté, sera largement suffisante pour permettre de voir la tumeur intra-
cavitaire et de la saisir par une pince.

Préhension de la tumeur, suite de la dilatation. —
Des pinces à griffes, guidées sur l'index de la main
gauche, sont introduites dans la cavité utérine et implantées dans la partie la plus saillante de la tumeur.
Des tractions exercées sur cette pince attirent le fibrome
contre le col. Dès lors, l'amincissement du segment
inférieur de l'utérus et la dilatation complète du col
s'opèreront sous l'action d'une double manœuvre.

De dedans en dehors, le polype, saisi et tiré par l'intermédiaire des pinces, forcera l'orifice interne du col.
De dehors en dedans, le travail de massage excentrique, opéré par les doigts, agira sur l'orifice externe du
col qui s'assouplira et se dilatera. En même temps, la
tumeur qui se présente à l'orifice utérin subit un véritable travail d'accommodation. Elle se modifie et se
modèle en quelque sorte sur l'orifice qui doit lui livrer
passage.

On observe là une véritable accommodation tout à
fait analogue à celle qui se produit lors du passage de

la tête fœtale ou d'un placenta. On pourra constater, en
même temps, que la dilatation du col est d'autant plus
considérable que la tumeur est plus volumineuse.
Dans certains cas, comme il résulte de nos observations, on obtiendra une dilatation absolument complète, capable de permettre le passage à des tumeurs
énormes, atteignant au moins le volume d'une tête d'enfant à terme.

Les manœuvres de traction sur le fibrome par l'intermédiaire des pinces se font avec un jeu de trois ou
quatre paires de pinces à griffes. Au fur et à mesure de
l'engagement du fibrome hors de l'utérus, les pinces à
griffes sont déplacées et sont implantées dans la masse
de la tumeur la plus rapprochée des lèvres du col.
Ainsi, le faisceau des instruments tenus d'une main
ferme abaisse le fibrome, tout en lui imprimant des
mouvements de rotation.

Libération des attaches utérines de la tumeur. —
Dans la plupart des cas, les mouvements de traction
et de rotation suffisent pour rompre les atttaches de la
tumeur avec l'utérus. Cependant ces manœuvres ne
doivent être ni violentes, ni aveugles. En effet, si l'on
s'aperçoit d'une résistance à la traction et à la rotation,
il est indispensable de se rendre compte de la nature
des obstacles qui empêchent ces mouvements et la libération de la tumeur. Le doigt est donc à nouveau
introduit dans la cavité et va explorer les liens d'attache de la tumeur à l'utérus. Si l'on constate la présence

d'un pédicule résistant, on le sectionnera à l'aide des ciseaux courbes en suivant les mêmes précautions que celles exposées à propos des tumeurs étudiées dans lé chapitre précédent, c'est-à-dire que l'on combinera les coups de ciseau avec les manœuvres de torsion. Si, au contraire, on constate la présence d'un fibrome sessile implanté sur l'utérus par une base plus ou moins considérable on sectionnera celle-ci encore avec les ciseaux courbes en suivant les prescriptions que Pozzi a recommandées pour ces cas. Selon Pozzi, on doit trancher les attaches fibro-utérines aussi près que possible de la tumeur et non point au ras de l'utérus. Ainsi se met-on à l'abri des hémorragies, car la base d'implantation se rétracte à l'intérieur de la paroi utérine qui assure ainsi l'hémostase.

Une fois libérée de ses attaches utérines, la tumeur passe aisément à travers le col dilaté et descend de la cavité utérine dans la cavité vaginale.

Extraction vaginale. — L'extraction vaginale est toujours des plus faciles. Elle s'exécute très simplement par des tractions. Dans le cas de tumeur volumineuse, elle se fait par des manœuvres tout à fait semblables à celles de l'extraction d'une tête fœtale en rétention vaginale et issue hors de l'utérus.

Complications opératoires

Hémorragie. — En suivant rigoureusement les précautions que nous avons minutieusement indiquées,
l'hémorragie est rare. Elle ne se produit guère que si
l'on a blessé l'utérus ou un organe voisin.

Pour ce qui est de l'hémorragie en nappe pouvant
se produire dans la cavité utérine après l'extraction de
la tumeur, nous croyons encore qu'il ne faut pas s'en
inquiéter outre mesure. Dans tous les cas, on l'arrêtera
aisément en faisant un tamponnement avec de longues
mèches de gaze dont on remplit la cavité utérine en laissant pendre une des extrémités dans le vagin. Nous
croyons utile de se servir de mèches de gaze plutôt que
de compresses par crainte d'oublier quelqu'une de ces
dernières dans l'utérus, comme cela s'est vu.

Inversion utérine. — L'inversion utérine est en général la conséquence d'une traction trop énergique. On
a dit quelquefois qu'elle s'opérait presque spontanément. On la soupçonnera lorsqu'à côté ou à la suite de
la tumeur on verra apparaître une autre tumeur plus
rouge, plus tomenteuse et plus molle, mais surtout il
faudra y songer encore lorsqu'on constatera la venue
trop rapide de la masse néoplasique. On s'assurera de
sa production par les moyens ordinaires. Jadis, en 1886,
Poncet, Polaillon, Tillaux, Guéniot, ont discuté les
moyens de reconnaître l'inversion, prétendant que le
muscle utérin reste sensible à l'encontre du fibrome;

4

dans le cas qui nous occupe ce signe est absolument
sans valeur puisque la malade est anesthésiée. Dès que
l'on aura constaté la production d'une inversion on devra la réduire. Ce sera généralement très facile. En cas
d'impossibilité, on devrait se résoudre à pratiquer
séance tenante une hystérectomie vaginale. Nous
croyons cependant qu'un tel accident doit-être bien
rare; en effet nous pensons même que dans certaines
circonstances, pour atteindre un pédicule haut inséré,
on est en droit de provoquer l'inversion, quitte à la
réduire ensuite.

Perforation interne. — La perforation utérine peut
se produire à la suite de tractions brutales et trop énergiques. Si la désinfection et l'asepsie sont jugées complètes on devra faire une suture de la paroi, un tamponnement et cette complication pourra n'être pas
grave. Ainsi Polaillon (1), dans un cas, ouvrit par mé-
garde la cavité péritonéale au cours d'une polypectomie
vaginale. Il lia l'orifice d'ouverture et sa malade guérit
très bien sans accidents. Mais si, par contre, on opérait
dans une région infectée par suite de sphacèle polypeux
par exemple, en voulant être trop conservateur on risquerait une péritonite septique. Donc mieux vaut, dans
ce cas, pratiquer immédiatement une hystérectomie vaginale. Warth suivit cette ligne de conduite et obtint

---

(1) POLAILLON. — *Bulletins et Mémoires de la société de chirurgie.* Paris 1884.

un succès. Dans une occurence semblable Sanger (1)
fit de suite une laparatomie secondaire et une suture
utérine. Nous croyons qu'une telle pratique est certainement dangereuse et aléatoire.

(1) SANGER. — *Centralb. J. Gynak,* 1892. p. 748.

CHAPITRE IV

Extraction des fibromes intra-utérins, sous-muqueux sessiles et interstitiels par énucléation vaginale après dilatation forcée du col.

L'opération que nous allons décrire maintenant a pour but d'extraire des fibromes intra-utérins sous-muqueux ou interstitiels par énucléation après dilatation forcée du col. Cette intervention correspond à celle que l'on pratique déjà selon les méthodes de Velpeau-Amussat, Péan, Segond, connues sous le nom d'énucléation vaginale avec ou sans morcellement et par hystérotomie cervico-vaginale uni ou bi-latérale. Cette opération s'applique à des néoplasmes contenus dans l'épaisseur de la paroi utérine; par suite, elle diffère des interventions que nous avons décrites en ce que ces dernières n'obligeaient pas à traverser une plus ou moins grande épaisseur des parois utérines.

La méthode opératoire, dont nous allons préciser minutieusement la technique, répond ainsi à des indi-

cations précises; la marche à suivre en est aussi bien
établie et de telles conditions assurent à cette intervention la valeur d'un procédé opératoire pratique, méthodique et réalisable souvent.

Technique opératoire

Préparation de la malade. — La malade sera toujours purgée quelques jours avant l'intervention. Le
matin même elle prendra un lavement et sera préparée
comme si elle devait subir une hystérectomie vaginale.
Il peut arriver d'ailleurs que l'on soit à un moment
donné entraîné à cette dernière opération, si l'énucléation simple était reconnue impraticable.

On ne négligera pas les précautions d'antisepsie vagino-utérine ; elles sont indispensables au succès de
l'intervention. Autant que possible, on assurera, dès
la veille, la désinfection des voies génitales et toujours,
bien entendu, on la renouvellera au moment même de
l'opération.

La toilette des organes génitaux externes sera faite
avec non moins de soin. On rasera autant que possible
la vulve et le pubis. Pour une intervention que l'on
prévoit simple peut-être peut-on épargner le pubis,
mais, dans tous les cas, un bon lavage savonneux terminera cette petite opération.

Le vagin sera à son tour lavé et savonné, particulièrement dans les culs de sac vaginaux et au niveau du
col. On pratiquera des injections vaginales avec des

solutions de sublimé ou de permanganate de potasse, ou d'eau oxygénée. L'eau oxygénée est très utilisée à notre époque et on l'emploie en solution à 10 ou 12 volumes. Les injections à l'eau oxygénée ont l'avantage d'imprégner totalement les tissus, tandis que le sublimé est annihilé au contact des substances albumineuses, et, de plus, elles sont inoffensives et peu irritantes.

Lorsqu'on se trouvera en présence d'une malade affaiblie ou rendue exsangue par des hémorragies antérieures, il est recommandé de pratiquer des injections sous-cutanées de sérum artificiel immédiatement avant l'opération et même durant les jours précédents. Ainsi, non seulement on pourra remonter des malades fort anémiées, mais encore, on pourra pallier, dans une certaine mesure, à la perte de sang que comporte l'acte opératoire.

Cette précaution est fortement recommandée par Léopold (1), qui l'emploie systématiquement pour ses hystérectomies et lui attribue l'excellence de ses résultats. Dans le même but, quelques auteurs, Bertino (2), E. Karchéry (3) entre autres, ont essayé des injections sous-cutanées de gélatine, reconnues peu efficaces et souvent dangereuses. Carnot (4) qui, l'un des premiers en a montré les inconvénients, a préconisé à son tour

(1) Léopold Arch. für Gynak, 1896, Bd. L. II, p. 497.
(2) Bertino. Annali di obstetrica e gynecologia, 1899, p. 833.
(3) Karchéry. Klinisch therapeutische Wochenschrifft, 1899, n° 37, p. 1178.
(4) Carnot. Presse médicale, 1898, p. 295.

l'ingestion ou l'injection de chlorure de calcium. Cette
méthode est plus simple et expose à moins de dangers.
« Le chlorure de calcium, assure Carnot, augmente la
« coagulabilité du sang avant l'opération, rend l'hémos-
« tase plus facile et peut être utile lorsqu'il s'agit d'opé-
« rer certaines hémophiles ».

Instrumentation. — Il faudra avoir à sa disposition
le nécessaire pour faire une hystérectomie vaginale au
besoin. Nous n'allons pas, bien entendu, énumérer
tous les instruments employés pour cette opération,
mais nous voulons cependant donner quelques détails
sur certains d'entre eux particulièrement utiles pour
l'exécution du procédé que nous décrivons.

1° *Instruments pour limiter et pour soutenir le
champ opératoire vaginal.* — Ce sont les valves; autant que possible, elles seront larges et courtes; courtes, pour que, une fois placées, elles n'empêchent pas
l'abaissement de l'utérus lors des tractions. Péan a fait
construire des écarteurs longs et étroits. Ceux-ci, à leur
tour, sont utiles souvent ; ils peuvent, à travers le col
dilaté, pénétrer dans la cavité utérine et faciliter les
manœuvres d'énucléation.

2° *Instruments de préhension de la tumeur fibreuse.*
— Outre un et même plusieurs tire bouchons du modèle de Doyen, de Segond ou de Delagenière, on aura
à sa disposition plusieurs pinces de Museux, des pinces courbes à griffes de Howard A. Kelly, et si possible

des pinces des divers modèles de Péan, pinces plates et
à pointes; à plateau fenêtré ou rond.

3° *Instruments de section.* — Peu sont nécessaires;
le seul indispensable est une ou deux paires de longs
et forts ciseaux, courbés sur le plat à courts et à longs
manches. Par précaution, dans le cas où le volume de
la tumeur obligerait à en pratiquer le morcellement, on
peut se munir du couteau de Segond à long manche, à
lame lancéolaire et coudée légèrement sur le plat —
mais, cet instrument est loin d'être indispensable.

4° *La table d'opération.* — N'importe laquelle pourvu
qu'elle permette de placer aisément la malade en position dorso-sacrée surélevée.

Anesthésie. — Nous ne dirons rien de bien spécial à
ce sujet. Le Dr Sécheyron emploie surtout l'anesthésie
générale au chloroforme. L'anesthésie à la cocaïne ou
la stovaïne (rachicocaïnisation ou stovaïnisation) n'a
pas été essayée par notre maître dans cette intervention.

Nous renvoyons à la technique ordinaire des opérations pour tout ce qui est des conditions pathologiques
créées par l'état du cœur, du foie, des reins, souvent
atteints chez les fibromateuses; remarquons simplement qu'elles ne constituent pas de contre-indications
absolues mais que simplement elles imposent la prudence et la circonspection.

Technique opératoire

Elle comprend plusieurs temps :

1° La dilatation du col ;

2° L'exploration de la cavité utérine ;

3° L'énucléation du fibrome ;

4° Le traitement des loges fibreuses déshabitées et de la cavité vaginale ;

5° Le pansement.

La malade est placée dans la position dorso-sacrée ; le chirurgien place les valves ; la valve supérieure est confiée à un aide qui se tient à droite ; un autre aide placé à gauche est chargé de tenir la valve inférieure. Le champ opératoire étant ainsi bien mis à découvert, l'opérateur procède ou non au cathétérisme explorateur de la cavité utérine. Cette exploration de la cavité utérine pratiquée à l'aide de l'hystéromètre offre, à notre avis, plusieurs avantages. D'abord, elle permettra de se rendre compte non seulement de la topographie interne de l'utérus, elle confirmera encore le siège exact du fibrome déjà apprécié par le toucher bi-manuel ; de plus encore le cathétérisme explorateur permettra dans les cas incertains d'assurer un diagnostic ; ainsi sera-t-il particulièrement utile dans le cas de ces noyaux fibreux peu volumineux, qui ne font qu'une légère saillie sous la muqueuse, de ces petits fibromes que Pozzi appelle à « type métritique ». Pour cela on enfonce l'hystéromètre jusqu'à la profondeur que l'on

peut atteindre sans violence, bien entendu, puis on
ramène l'instrument le long d'une paroi jusqu'à l'orifice
externe en appuyant un peu l'extrémité mousse de
l'instrument ; s'il rencontre un noyau fibreux sur le
parcours, on sentira un ressaut carastéristique ; la sensation sera absolument la même que celle fournie par
le cathétérisme explorateur dans les rétrécissements de
l'urèthre ; on procèdera ainsi pour chaque face et pour
chaque bord de l'utérus. En pratiquant méthodiquement l'hystérométrie exploratrice de la cavité utérine,
il serait fort extraordinaire qu'on laissât échapper l'existence d'un petit fibrome sous-muqueux sessile, ou
interstitiel. Ce qui peut renseigner encore c'est la com-
binaison de l'hystérométrie et du palper abdominal. Si,
dans de telles conditions, on ne trouve rien, il faudra
s'en tenir là, ou pratiquer un simple curettage pour
traiter la métrite hémorragique. De cette manière on
évitera souvent une opération inutile, bien qu'elle
n'offre aucun danger.

Premier temps : Dilatation du col. — Selon les résultats exposés dans la première partie anatomo-phy-
siologique de notre travail, le procédé de dilatation que
nous allons décrire paraîtra simple et naturel. Il se rap-
proche de la méthode décrite par Bonnaire et employée
pour l'accouchement méthodiquement rapide, par exemple dans le cas d'hémorragie due au décollement du
placenta prævia, ou encore, d'une façon plus générale,
dans tous les cas où il est nécessaire d'obtenir une éva-

cuation extemporanée de l'utérus gravide. Cette méthode n'est d'ailleurs pas nouvelle; on en retrouve le
principe dans le procédé déjà employé par A. Paré,
par Celse et Guillemeau en 1609. Ces auteurs, pour
obtenir la dilatation du col, introduisaient un à un dans
la cavité cervicale les doigts d'une main, les disposant
en cône et les faisaient pénétrer peu à peu jusqu'au
dessus de l'orifice interne.

En 1897, Bonnaire a décrit la méthode qui porte
son nom et dans laquelle il se sert des deux mains,
aussi l'appelle-t-on dilatation bi-manuelle. C'est le
procédé qui donne le meilleur résultat pour obtenir une
dilatation rapide et non sanglante du col utérin. C'est
une méthode analogue qu'emploie notre maitre M. Sécheyron, et c'est elle que nous allons décrire.

Par des mouvements de vrille, on introduit l'index
d'une main, en général de la main droite, jusqu'au
niveau de l'orifice interne. Dès que l'extrémité du doigt
est au niveau de cet orifice interne, elle en déprime en
tous sens le pourtour par un véritable massage excentrique; peu à peu l'index se meut avec plus d'aisance
et il y a bientôt une place suffisante pour introduire
l'index de l'autre main. Les deux doigts sont alors
adossés sur toute leur étendue. Si le col est court la
mise en place des deux index sur l'orifice interne est
facile; il n'en est pas tout à fait de même lorsque le
col est élevé et qu'il a gardé toute sa longueur. Il faut
alors faire abaisser par un aide le globe utérin. Les
deux doigts pénètrent dans le col aussi profondément

que possible ; ils prennent point d'appui sur les parois
cervicales, les distendent en travers et les attirent par
en bas. Lorsque les deux pulpes digitales ont fini par
avoir sur l'orifice interne une prise solide, l'opérateur
déplace les doigts en différentes directions, de façon à
masser et à distendre les parois du col en tous sens.
Cette pression digitale doit être lente, soutenue et sans
à-coups ; il faut fatiguer le sphincter et non pas le vio-
lenter.

Lorsque l'orifice commence à s'élargir, le médius
est introduit à côté de l'index de la main correspon-
dante ; les trois doigts adossés deux à un continuent le
même travail jusqu'à ce que le médius de l'autre main
puisse pénétrer à son tour. Au fur et à mesure que la
dilatation progresse, on introduit successivement les
auriculaires des deux mains qui ont alors une prise
assez solide sur le col pour en achever la dilatation :
toujours adossées par les articulations métacarpo-pha-
langiennes elles écartent les lèvres du col en agissant
successivement dans les directions des divers diamètres
du bassin et les amènent peu à peu presque au contact
des parois du bassin.

Cette dilatation, dont la production pourrait pa-
raître douteuse ou pour le moins malaisée, est cependant facile chez la plupart des femmes, surtout chez
les multipares. Selon Bonnaire, elle n'exigerait jamais plus d'un quart d'heure. C'est encore ce que
l'on pourra constater dans les observations annexées
à la fin de notre travail ; les manœuvres de dilatation
n'ont jamais duré plus de vingt minutes.

Deuxième temps : Exploration digitale ou instrumentale de la cavité utérine. — Par le large accès produit par la dilatation forcée du col, on explore l'utérus. Le plus souvent la tumeur bombant à travers la paroi, vient s'offrir à la vue. Dans ces conditions il est impossible et inutile d'explorer davantage; on n'a qu'à commencer immédiatement l'énucléation. Parfois à l'aide de l'index que l'on promène sur les faces, les bords et les angles de la cavité utérine, on se rend compte du siège exact de la tumeur, du point où elle est le plus aisément accessible, de son volume, de sa consistance, de la place où il y aura avantage à appliquer la première implantation des pinces. Cette invesgation méthodique sera facilitée par le toucher bi-manuel : une main sur l'hypogastre abaisse le fond de l'utérus, tandis que un doigt ou même deux explorent la cavité utérine.

Tel est le résumé du deuxième temps. Nous allons en examiner quelques détails suivant les conditions variables des cas cliniques.

a) *Le fibrome se présente de lui-même après la dilatation.*

La tumeur s'offre en général sous l'aspect d'une saillie hémisphérique, occupant le plus souvent l'aire donnée par la dilatation. Encore le plus souvent peut-on insinuer un doigt ou l'hystéromètre pour se rendre compte de la situation et de la direction du canal utérin. Le fibrome se distingue des parois utérines voisines, grâce à son apparence blanchâtre, en tous cas moins rouge ou violacée, et encore à sa consistance plus ferme. Il ne pourrait être que difficilement confondu avec un léger degré d'inversion, du reste une incision superficielle aux ciseaux ou au bistouri permettra d'arriver jusque sur le tissu résistant du fibrome.

b) *Le fibrome demande à être recherché par le toucher digital profond.*

Ce sera principalement quand on se trouvera en présence de fibromes du fond ou des angles de l'utérus. La dilatation du col permet de faire cette exploration d'une façon complète. A cet examen intra-utérin fait par l'œil et le doigt, nous reconnaissons plusieurs avantages. D'abord il corrobore le diagnostic posé par l'examen clinique ; mais surtout sa valeur réside en ce qu'il permet d'apprécier le point par où il convient d'attaquer le plus utilement la tumeur. En outre cette exploration intra-utérine faite une fois l'opération commencée est précieuse ; elle permet de voir et de toucher dans les meilleures et les plus complètes conditions et par conséquent de décider en ce moment, en toute connaissance de cause, si vraiment on peut tenter l'extirpation du fibrome par voie vaginale où s'il faut se résoudre à une hystérectomie. L'élargissement obtenu par la dilatation est tellement considérable que l'on peut souvent introduire dans la cavité utérine un écarteur de Péan. Celui-ci soulevant une des parois de l'utérus, produit une béance énorme permettant de bien avoir sous les yeux un fibrome faisant relief sur la paroi opposée. Dans ces cas il est possible de faire un écartement du canal utérin absolument analogue à l'écartement du vagin par des valves ; et cette manœuvre est dans bien des cas très utile.

Troisième temps : Enucléation du fibrome. — Après avoir exploré la cavité utérine, comme il vient d'être dit, on place l'index sur la partie la plus saillante et la plus accessible du fibrome ; avec le bistouri ou mieux avec de petits coups de ciseaux, on arrive jusque sur le tissu propre de la tumeur. On entame ainsi et on déchire la muqueuse ; on effondre s'il y a lieu la coque périfibreuse, composée encore parfois de quelques fibres musculaires ; souvent on pourra et on devra même faire délibérément cette ouverture de la capsule au bistouri. Après avoir ainsi obtenu en un point la déhiscence de la coque fibreuse on continue avec l'extrémité du doigt, ou mieux avec les ciseaux, à décortiquer la tumeur dans une certaine étendue et dans la mesure des limites possibles. Ainsi le fibrome fait hernie à travers les lèvres de la plaie utérine musculo-muqueuse et on le reconnaît facilement à son aspect blanchâtre.

Ces premières manœuvres ont mis à découvert et dégagé une certaine aire du fibrome sur laquelle aura lieu l'implantation des pinces ou du tire-bouchon. Grâce à ces instruments on abaisse par tractions légères la tumeur ; par leur intermédiaire on sent bien la

tumeur en main et on peut continuer la décortication
pour achever l'énucléation pure et simple.

Il est des cas où le fibrome solidement incrusté résiste
jusque dans ses dernières attaches. Il faut s'aider de la
manœuvre de traction et de rotation en divers sens de
la tumeur avec l'aide du faisceau de pinces.

On est parfois obligé d'achever l'extraction en allant
trancher à l'aide de longs ciseaux courbes l'insertion de
la tumeur ; mais il faut se méfier et agir avec prudence
de peur de transgresser la paroi utérine.

C'est la fin de ce temps qui en constitue la difficulté.
Il y faut un certain doigté, une certaine expérience pour
reconnaître exactement les sensations fournies par la
consistance différente du fibrome et du muscle utérin et
pour apprécier l'épaisseur de la loge fibreuse que l'on
s'efforce de déshabiter. Un chirurgien qui n'a pas l'expérience de la voie vagino-utérine peut avoir très aisément la vive appréhension d'avoir outre-passé l'utérus
et de se trouver en contact avec l'intestin. Pourtant
cette difficulté n'incrimine pas, croyons-nous, le procédé, mais le chirurgien.

- La loge utérine évacuée de sa tumeur revient aussitôt en partie sur elle-même et sera traitée comme nous
l'indiquerons au temps suivant.

Tel est en général le troisième temps de l'opération.
Il ne sera pas sans intérêt d'examiner quelques-unes de
ses particularités concernant : 1° la première ouverture
faite à la capsule ; 2° l'application des pinces ou du tire-

5

bouchon; 3º les manœuvres d'énucléation; 4º la paroi
des loges fibreuses évacuées.

1º *La première ouverture faite à la capsule.* — La
pratique de faire une première brèche à la coque musculo-muqueuse de la tumeur, pour en commencer la
décapsulation, est fort utile. Péan, dans son procédé
de morcellement ou d'énucléation, ne faisait pas cette
première section méthodique de la coque. Elle est
cependant fort avantageuse et commode. En effet, le
plus souvent, grâce à cette déhiscence de la coque, la
tumeur s'expulse presque spontanément comme si elle
se trouvait à l'étroit et comprimée dans sa loge. Nous
oserons dire qu'elle vient d'elle-même tendre sa gorge
au couteau.

Si, au contraire, on plantait directement le tire-bouchon ou la pince à griffes sur la saillie de la tumeur,
sans ouvrir largement la coque fibreuse, et si l'on opérait les tractions sur le tout à la fois, au lieu d'une
plaie muco-musculeuse intra-utérine régulière, on risquerait une plaie d'éclatement de la coque du côté de
la cavité utérine; en outre, on aurait beaucoup plus de
chances de produire une inversion de l'utérus. La décortication partielle préalable est à ce point de vue une
mesure de sûreté.

Pour faire cette inversion de la capsule, Goodell (1),

(1) Goodell. *Philadelphia med. Times*, vol. VIII, nº 40), p. 435.

en 1883, par crainte de l'hémorragie, recommandait d'entamer la coque du fibrome avec une scie.

Cette manœuvre doit être peu commode et nous n'en voyons pas très bien les avantages. En 1900, Le Bec(1) propose de faire l'incision en croix de la capsule. Nous ne croyons pas non plus utile ce cruci-fiement de l'utérus. La formation de lambeaux angu-laires risque d'entraîner leur facile mortification.

A notre avis la section simple suffit toujours. A l'exemple de Segond, on peut aisément pratiquer cette ouverture de la capsule avec l'ongle. Cela, en effet, est très simple. Après que le doigt explorateur s'est rendu compte de la topographie du fibrome, de son accessi-bilité, du point d'attaque le plus favorable, tandis que il y est appliqué, pourquoi ne pas essayer immédia-tement cette petite ouverture de la capsule par ce moyen naturel et parfois suffisant? Bien entendu, si le fibrome s'offre à la vue, très nettement après l'hystéro-tomie bi-latérale, ou si l'épaisseur de la couche muscu-laire est un peu considérable, le bistouri sera préféra-ble. Encore la déchirure et la dissociation de la cloison muco-musculeuse avec l'ongle seront plus commodes et parfois même les seules possibles dans les cas de fibromes haut situés ou abrités au niveau des cornes utérines.

(1) Le Bec. XIIIe congrès international de Médecine tenu à Paris, août 1900. Annales de Gynécol. et d'obstét., 1900. t. LIV, p. 419.

2° *Application des pinces et du tire-bouchon.* —
Lorsque le fibrome est sous les yeux, rien de plus facile que cette application des pinces. Mais lorsqu'on
ne voit pas très bien le fibrome, dans le cas, par
exemple, de noyaux fibreux haut situés vers le fond,
les cornes utérines ou la partie supérieure des parois,
la prise est plus délicate que pour ceux du segment
inférieur. Avec le doigt très enfoncé, en quelques
coups d'ongle, on arrive à sentir, à guider et planter la
pince. Celle-ci n'a pas de peine à abaisser la tumeur
au niveau de l'ouverture béante produite par la dilatation du col. Il suffit alors d'ouvrir la muco-fibreuse for-
mant coque et de tirer en sens divers, en s'aidant de
mouvements de rotation qui décapsulent la tumeur.

Bientôt l'énucléation est complète et le fibrome s'expulse du col en s'accommodant sur la dilatation nécessaire à son passage. Il se modèle sur lui.

3° *Les manœuvres d'énucléation; usage du morcellement.* — Le plus souvent, pour pratiquer l'énucléation, le doigt seul est suffisant. Pour favoriser cette
manœuvre plusieurs instruments ont pourtant été in-
ventés. Goodell par exemple se servait d'une curette
plate comme un manche de cuiller; Pozzi utilise une
spatule; Quenu conseille de se servir des ciseaux
courbes fermés comme énucléateurs et agissant encore
comme leviers.

Lorsque le volume des fibromes est petit ou moyen,
lorsque le col s'est largement dilaté, l'énucléation

simple de la tumeur est suffisante et il n'est point utile
de recourir au morcellement. Cependant cette dernière manœuvre est dans certains cas avantageuse et
parfois même indispensable. Si, par exemple, on se
trouve en présence d'une masse volumineuse, si le col
utérin ne fournit qu'une dilatation médiocre et insuffi-
sante on ne devra point hésiter à pratiquer un morcellement. Celui-ci se fera selon la méthode de Segond.
On opérera ainsi un véritable évidement de la tumeur
qui, diminuant son volume, permettra son extraction
plus facile. Du reste, le morcellement avec l'aide de
forts ciseaux et pinces de préhension est simple et sans
gravité.

4° *La paroi des loges fibreuses évacuées.* — Lorsque
le fibrome a été estirpé, il existe à sa place une cavité
intra-musculaire plus ou moins spacieuse, et dont les
dimensions sont en rapport avec le volume de la
tumeur. *Rapidement cette cavité se rétrécit*, car l'utérus revient très vite en général sur lui-même, *en quelques minutes ou un quart d'heure.*

Au moment même de l'évacuation de cette loge, le
doigt qui en explore les parois, éprouve la sensation
d'une surface tomenteuse et il constate en général que
cet espace loculaire est nettement indépendant de la
cavité utérine.

La coque est parfois très mince après l'ablation de la
tumeur. Mais ce n'est pas le cas le plus fréquent et l'on
peut presque toujours opérer avec assez de sécurité,
sans risquer de pénétrer dans la cavité abdominale.

Peu de sang s'écoule après l'énucléation, quelques gouttes à peine. Ce qui s'épanche le plus souvent, ce n'est pas un flot artériel, mais du sang noirâtre dû à la décortication de la capsule fibreuse. L'utérus revenant sur lui-même, la cavité diminuant simultanément expulse en même temps le sang résidual comme une éponge qui s'exprime.

Quatrième temps : Traitement des loges fibreuses déshabitées et de la cavité utérine. — L'énucléation du fibrome laisse une cavité de dimension variable. Il faut tout d'abord explorer cette cavité avec le doigt que l'on promène sur sa surface interne. On s'assure ainsi qu'il n'existe pas de solution de continuité soit vers la cavité péritonéale, soit vers l'espace inter-lamellaire du ligament large. Dans quelques cas qui sont rares, on devra encore s'assurer de l'hémostase de cette cavité en appliquant des pinces sur les points qui saignent véritablement. Il faudra aussi régulariser ses parois internes en réséquant aux ciseaux courbes les lambeaux capsulaires plus ou moins considérables qui pendent effilochés ou loqueteux.

Au besoin laisser sur ces lambeaux une pince hémostatique.

Ensuite, on procédera à la toilette soignée de ces cavités fibreuse et utérine en les détergeant des caillots qui y sont contenus, en y pratiquant une large et rapide ablution avec des compresses montées sur pinces et imbibées d'eau stérilisée chaude à 5o°, ou encore de sérum artificiel, mais en ayant soin de la faire suivre immédiatement d'un assèchement bien fait.

En outre, l'utérus lui-même, évacué de son contenu fibreux, étant aussi bien mis à sec, de façon à ne pas laisser stagner des produits de rétention, on terminera par le tamponnement de la cavité utérine au moyen de mèches dont on a soin de faire ressortir une extrémité dans le vagin, afin d'éviter l'oubli regrettable de l'une d'elles dans l'utérus au cours des pansements consécutifs.

Tel est le résumé du quatrième temps. Au point de vue opératoire proprement dit, il ne constitue point un stade actif de l'intervention, mais il a pourtant une grosse importance au point du vue des suites et du résultat final.

Aussi, allons nous encore en préciser quelques points de détail concernant : 1° l'hémostase de la surface interne de la cavité déshabitée ; 2° la régularisation des parois internes de cette cavité ; 3° la toilette intra-utérine ; 4° le tamponnement intra-utérin.

1° *Hémostase de la surface interne de la cavité.* — En général, la surface interne de la cavité cruentée ne saigne pas ; parfois, il peut y avoir une hémorragie en nappe qu'il est facile d'arrêter le plus souvent. Il est fort rare qu'il se produise un jet artériel ou veineux abondant nécessitant le placement d'une pince à demeure sur les parois elles-mêmes de la cavité évacuée. Dans la généralité des faits, nous pouvons affirmer que, vraiment, l'hémorragie n'existe pas, parce que l'utérus se rétracte rapidement, se sub-involue. C'est là un phénomène naturel, analogue à celui bien connu des accoucheurs (globe de sûreté de Pinard après la délivrance) ; cette contractilité des parois musculaires utérines est un sûr garant d'hémostase et dissipe toute crainte d'une hémorragie pouvant suivre la délivrance fibreuse. De plus, le nettoyage avec une solution chaude et le tamponnement intra-utérin viennent encore assurer parfaitement une complète hémostase.

2° *Régularisation des parois internes de la loge.* — Tous les débris capsulaires, déchiquetés et flottants, sont destinés à une mortification plus ou moins rapide. Celle-ci peut être fort préjudiciable à la cicatrisation de la cavité fibreuse. Aussi, devra-t-on exciser avec des ciseaux courbes tous ces lambeaux capsulaires. Mais il y a mieux encore à faire, et c'est d'éviter autant que possible leur formation. Pour cela, on devra s'attacher à pratiquer méthodiquement la décortication et l'énucléation par l'intermédiaire de l'extrémité de l'index qui ne doit pas quitter le contact de la périphérie de la tumeur.

3° *La toilette intra-utérine.* — Pour débarrasser la cavité utérine et les loges des caillots et des débris capsulaires, on les essuie avec des compresses montées sur des pinces. On les lave en les épongeant avec de semblables compresses imprégnées d'une solution chaude. Nous estimons que cette manière de faire offre plus de sécurité que l'emploi d'une injection intra-utérine. Une injection, en effet, peut être dangereuse en produisant la rupture d'une capsule amincie ou en laissant filtrer une partie du liquide à travers une fissure minime ou insoupçonnée, ouverte sur le péritoine. On peut faire ces lavages à l'aide de compresses imbibées, soit d'eau stérilisée chaude, soit de sérum artificiel.

Ce lavage doit être suivi d'un assèchement, surtout pour éviter la production d'un milieu favorable à la culture microbienne.

Complications opératoires

Hémorragie. — Nous en avons déjà parlé et nous n'en dirons donc à nouveaa que peu de chose. Nous rappellerons seulement ceci : c'est que l'hémorragie, en général, outre qu'elle est rare, présente dans l'énucléation vaginale beaucoup moins de dangers que dans l'énucléation abdominale, pour l'excellente raison qu'un suintement sanguin se faisant dans le péritoine est grave, parce qu'il peut, en souillant la séreuse, être le point de départ d'une infection péritonéale et parce qu'il est bien peu facile de s'en rendre compte rapidement.

Au contraire, un écoulement sanguin venant d'une loge et se faisant jour par le vagin sera bien aisément constaté, en même temps que le péritoine demeure à l'abri ; dans ce cas, en effet, l'hémorragie sera drainée pour ainsi dire.

Impossibilité topographique d'aller jusqu'au bout de

l'énucléation. — Le cas peut se présenter. Après le morcellement on comptait autrefois sur l'élimination spontanée, plus ou moins tardive du reliquat du fibrome, et on se contentait d'une surveillance plus ou moins antiseptique. Mais c'est là une chirurgie archaïque que l'on ne doit plus employer. Dans de telles circonstances on n'hésitera pas à recourir à une hystérectomie.

Perforation utérine digitale ou instrumentale. — Une telle perforation n'a pas toujours empêché d'essayer la conservation de l'utérus et cela avec succès. Nous avons cité déjà le cas de Mickulicz. Péan (1) de même s'en inquiétait peu et il lui est arrivé plus d'une fois d'ouvrir involontairement une loge fibreuse évacuée, dans le péritoine.

La réparation d'une semblable brèche dans la paroi utérine est possible, mais nous la croyons aléatoire et nous pensons qu'en des cas pareils il vaut mieux avoir recours immédiatement à une hystérectomie vaginale.

Inversion utérine opératoire. — C'est la complication la plus commune. C'est une complication des plus simples et, sans affecter le paradoxe, nous nous croyons autorisé à dire que, quand elle se produit, elle offre une certaine utilité.

Segond, dans son procédé d'énucléation avec hystérotomie, loin de l'éviter, la recherche au contraire et la

(1) Péan. Cité par Sécheyron. *Traité d'hystérotomie et d'hystérectomie par la voie vaginale* (Paris 1889, p. 172).

réalise le plus souvent pour faciliter les manœuvres d'extirpation. Il en fait donc non pas une complication, mais un véritable temps de l'intervention. C'est dire le peu de danger d'un pareil accident. Ainsi, s'il se produit une inversion, on doit procéder à sa réduction. Il serait puéril de montrer ici comment on procède à une pareille réduction. On rentre l'utérus en le retournant avec précaution et c'est tout. Il faut simplement avoir soin de faire dans ce cas un lavage à l'eau stérilisée chaude.

L'involution utérine et le pansement intra-utérin mettent à l'abri de toute récidive de l'inversion.

Dans le cas où l'inversion serait irréductible, ce que nous croyons ne se devoir jamais produire, on devrait terminer par une hystérectomie vaginale. Une telle conduite, est préférable à celle qui aggraverait le pronostic de l'opération en pratiquant extemporanément l'opération abdominale de Gaillard Thomas ou l'hystéropéxie abdominale de Marc Baudoin.

Soins consécutifs habituels. Pansements. — Le premier pansement qui suit l'opération se fait en général du troisième au cinquième jour, s'il n'y a eu jusque-là aucun incident. Ce premier pansement consiste à enlever les mèches vaginales et intra-utérines, puis à faire une injection intra-utérine d'eau stérilisée à 45°, ou d'eau alcoolisée, ou d'eau oxygénée. Cette injection intra-utérine sera faite à faible pression bien entendu. On attendra que le liquide ressorte clair. On assèche ensuite le vagin de façon à ne pas laisser stagner le liquide. Ces irrigations intra-utérines chaudes sont non seulement détersives, mais en même temps favorisent nettement la contraction et l'involution de l'utérus. En général il n'est pas utile de refaire un pansement intra-utérin. Il suffira le plus souvent de continuer les injections vaginales à raison de trois par jour.

Il est parfaitement inutile de laisser une sonde à demeure. On sondera la malade les premiers jours si cela est nécessaire.

Quelques chirurgiens, après Amussat et Péan, ont cherché a favoriser l'involution utérine en donnant de l'ergot de seigle. Dezanneau donnait même préventivement du sulfate de quinine. Segond qui a fait l'expérience de cette méthode ne trouva pas en elle un auxiliaire de quelque valeur et l'a abandonnée.

DEUXIÈME PARTIE

Etude critique sur l'extraction des fibromes intra-utérins par énucléation avec dilatation forcée du col.

Indications de cette intervention.
Ses contre-indications.
Résultats opératoires. Avantages et inconvénients.

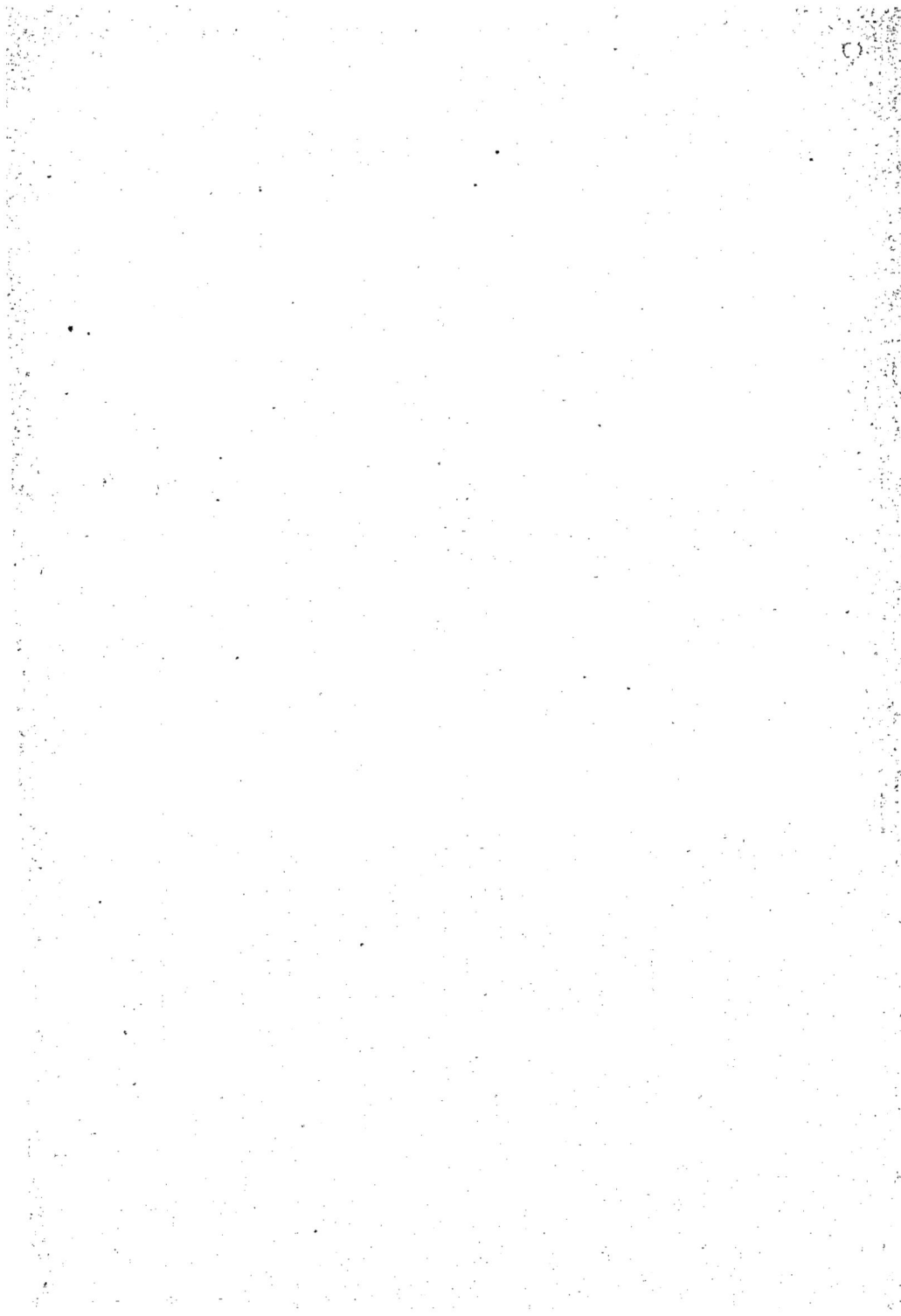

DEUXIÈME PARTIE

CHAPITRE PREMIER

Indications de l'extraction des fibromes utérins par énucléation avec dilatation forcée du col.

Quelle est la conduite à tenir en face d'un fibrome utérin ? Quel risque est plus grand de rester porteuse d'un fibrome de l'utérus et de s'exposer à ses complications, ou bien d'encourir les chances d'une opération précoce ? Notre réponse sera simple. Les fibromes doivent être opérés. Nous croyons pouvoir l'affirmer en principe, car on a peut-être trop longtemps tablé sur la bénignité relative de telles tumeurs. Il y a peu d'années encore, Verneuil déclarait qu'il n'avait pas vu, dans sa longue carrière, de fibromes menaçant sérieusement la vie, et cependant il est absolument réel qu'on meurt encore de fibrome inopéré.

Pozzi l'a dit fort bien dans une de ses leçons : « Les fibro-myomes utérins rentrent dans la classe des néoplasmes bénins; mais ne nous illusionnons pas sur ce mot et gardons-nous d'en exagérer la valeur. Bénignité exprime l'absence de généralisation ganglionnaire, l'absence de métastases viscérales, l'absence de récidive et de cachexie. Il ne faut pas lui faire dire davantage, Un néoplasme bénin dans sa structure peut-être grave dans son évolution. »

A ce point de vue, Noble (1) a réuni récemment une statistique riche de plus de 2.000 cas et il en tire les enseignements les plus précieux. Ce sont ceux que nous allons résumer à notre tour.

Avec les progrès de l'asepsie, les partisans de l'opération précoce ont gagné du terrain, mais ils en gagneront beaucoup encore.

On ne connaît souvent pas assez les complications graves dues à la présence de ces tumeurs. On opère surtout à cause des troubles ressentis par la malade; or, ceux-ci ne sont qu'une partie de ceux qui résultent de la maladie, et, en l'absence de ces derniers, les altérations variées des divers appareils qui résultent de la même cause sont une raison très valable de s'en débarrasser.

Opérer de bonne heure, c'est souvent, du reste, sauver d'une impotence au moins partielle la moitié de la vie parfois d'une patiente à chaque instant arrêtée par des troubles divers. La cure radicale permettra de remplir tous les devoirs de la vie courante, au lieu que

(1) Ch. P. Noble. *American Méd. Ass. Annal, session of 1906.*

les facultés d'action de la patiente restent limitées par un besoin sans cesse urgent de repos.

En outre, les cliniciens et les pathologistes sont d'accord pour assurer que le développement d'un sarcome est un risque fréquent dans le cas de fibrome, mais qui disparaît du fait de l'ablation de cette tumeur. Cela vaut bien la peine d'y songer.

Parmi les complications du mal lui-même, la nécrobiose, la nécrose et la septicémie consécutive, la dégénérescence kystique ne sont pas des moindres. La torsion du pédicule est des plus graves.

De la pression exercée sur l'appareil urinaire résultent des affections chroniques fréquentes : les intestins gênés dans leurs fonctions deviennent paresseux ; l'anémie, la dégénérescence vasculaire si fréquemment rencontrée chez ces malades sont souvent suivies de thrombose, de phlébite, d'embolie. La nutrition générale souffre, cela va sans dire, et la patiente est facilement la proie de toute maladie infectieuse.

Il est aisé de comprendre combien l'intervention est plus bénigne quand elle est pratiquée de bonne heure. La femme est jeune, elle n'a pas de tare organique et on peut lui donner toute confiance. Il n'en est plus de même dix ou quinze ans après. Ajoutons que c'est folie que de compter sur la disparition d'un fibrome après la ménopause. Indépendamment des fibromes transformés en cancers, beaucoup donnent des accidents bien après l'âge critique, même alors qu'ils n'en avaient pas donné auparavant : il est bien tard alors pour opérer. Jamais, du reste, nous n'avons vu qu'on ait publié d'observations bien nettes de disparition, pas plus qu'après la grossesse, qui aurait cette vertu plutôt que la ménopause.

De plus, il n'est pas indifférent d'avoir un fibrome pour accoucher. Les dystocies sont fréquentes dans les utérus fibromateux. dues soit au fibrome lui-même, soit à la position vicieuse que le fœtus a prise à cause de la tumeur. Bien plus, la grossesse est souvent impossible et, chez une femme jeune, désireuse d'être mère, on peut tenter une énucléation, qui souvent est suivie d'une heureuse grossesse.

Ainsi. nous pouvons poser en principe, que tout fibrome diagnostiqué doit être opéré, quand il est possible de le faire par une opération qui n'expose pas les patientes à des dangers plus grands que ceux relevant de l'évolution naturelle de leur mal. Et si, de nos jours, la question est le plus souvent résolue de cette manière pour les gros fibromes, à plus forte raison doit-elle se poser aussi pressante pour les petits fibromes, qui sont justiciables d'une chirurgie minima et sans risques.

A ce point de vue nous croyons que l'opération que nous avons décrite offre de sérieux avantages et une réelle utilité. C'est une intervention simple, rapide, faite sans instruments tranchants, sauf une paire de ciseaux ; elle est à peu près exsangue et sans danger ; elle est suivie d'un succès assuré sous le couvert de l'antisepsie.

Selon nous, ce procédé est destiné à remplacer l'énucléation vaginale avec hystérotomie. Nous n'avons pas
pourtant l'inconsidération prosélytique de proclamer
unique et comme pouvant s'adresser à tous les cas
sans exception, l'opération que nous décrivons et
recommandons. Aussi nous allons examiner maintenant à quelle variété topographique et morphologique,
à quel volume, à quel nombre de fibromes, à quelles
conditions concomitantes des lésions voisines et dans
quelles circonstances particulières tenant à l'état général des malades, s'adresse ce procédé d'extraction des
fibromes par énucléation, après dilatation forcée du
col, imaginé par notre maître, M. le docteur Secheyron.

Indications

La situation des fibromes. — Nous avons dit déjà,
et nos observations le montrent, que cette opération
s'adresse aux fibromes intra-utérins, à tous ceux que
Pozzi classe d'une façon générale, sous le titre de fibromes à évolution vaginale. Ce sont :

1º Des tumeurs pédiculées contenues mi-partie dans
la cavité utérine, mi-partie dans le vagin, tumeurs en
sablier.

2º Des tumeurs pédiculées ou sessiles contenues dans
la cavité utérine, polypes et fibromes sessiles intra-
utérins.

3º Des tumeurs intra-utérines sessiles, sous-muqueuses et interstitielles faisant plus ou moins relief dans la cavité utérine.

L'intervention est applicable à des fibromes de la paroi postérieure, de la paroi antérieure, à des fibromes antéro ou postéro-latéraux à des fibromes du fond, même à des fibromes des cornes utérines. A ce point de vue le siège de ces tumeurs importe assez peu dans l'indication de ce procédé.

Le volume des fibromes. — Le procédé de M. Sécheyron lui a permis d'extraire des fibromes ayant atteint des proportions considérables. Par la dilatation du col il a pu retirer des tumeurs ayant dépassé le volume d'une tête d'enfant à terme. Nous disons même que ce ne sont pas les plus grosses tumeurs qui rendent l'opération plus difficile. C'est avec une facilité remarquable que le plus souvent le fibrome se modèle, s'accommode au degré de dilatation du col, et qu'encore le col se dilate proportionnellement au volume de la tumeur. D'ailleurs le morcellement, bien que rarement utile, ou l'évidement, faciliterait l'extraction d'une tumeur par trop considérable.

Il est malaisé d'évaluer le volume d'un fibrome utérin en examinant ses rapports avec les parois abdominales. On constate fréquemment que le bord supérieur de la tumeur paraît atteindre le niveau de l'ombilic ; or les fibromes qui atteignent ce point de repère ne sont pas toujours les plus considérables car ce n'est pas toujours le bloc fibreux qui arrive à ce niveau : c'est quelquefois l'utérus qui surmonte le fibrome plus gros et bien plus bas situé que lui, absolument comme une calotte de clown sur une grosse tête. C'est pourquoi nous pouvons conclure que le volume du néoplasme, à moins qu'il ne dépasse certaines limites, bien entendu, importe peu dans l'indication du procédé et que le niveau atteint par le bloc total utéro fibreux n'indique pas la mesure d'accessibilité de la tumeur.

Le nombre des tumeurs. — Les observations contenues dans notre travail montrent qu'il n'a jamais été extrait par le procédé de M. Sécheyron, plus d'un seul fibrome du même utérus. Il est évident que parfois cette opération pourrait permettre d'en enlever davantage. Cependant nous doutons qu'une poly-énucléation étendue, comme on l'a essayée quelquefois et réussie par des opérations abdominales, soit, sinon possible, du moins d'une bonne pratique. Aussi l'intervention que nous préconisons nous semble surtout indiquée quand le fibrome se présente à l'examen clinique comme étant solitaire et intra-cavitaire ou sous-muqueux.

La forme de l'utérus fibro-myomateux. — C'est une des conditions essentielles; c'est celle qui a le plus de valeur pour décider de la myomectomie avec dilatation du col. Celle-ci sera, en effet, surtout indiquée quand la masse utéro-fibreuse se présentera sous l'apparence d'un bloc peu déformé à sa surface, sphérique ou tout au moins en grande partie globuleux et

ayant en somme une régularité approximative. Une
saillie bien détachée, ne doit pas toujours faire penser
à un fibrome sous péritonéal, mais aussi au corps utérin surplombant, coiffant la masse fibreuse qui lui sert
de piédestal. La consistance moindre, et surtout
l'hystérométrie, pourront le plus souvent préciser ce
diagnostic topographique. En somme, ces diverses cons-
tatations, et l'habitude de l'examen gynécologique, dans
nombre de cas, feront penser, avec chances d'être dans
la vérité, que l'on a affaire à un fibrome unique, solitaire
et bien localisé. En même temps que la forme, la mobilité de la masse plaidera en faveur de la possibilité du
procédé opératoire de M. Secheyron.

L'état des annexes.

Dans toutes les observations citées à la fin de notre
travail, les annexes ont été reconnues saines à l'examen clinique. C'est là, croyons-nous, une des conditions essentielles de toute opération conservatrice.
Aussi ce diagnostic de l'état d'indemnité ou non des
ovaires et des trompes doit être soigneusement établi.
Presque toujours il peut être fait. Ce qui nous prouve
qu'il en est ainsi, bien qu'on n'ait pas pu le contrôler
de visu, c'est que toutes les malades ont fort bien guéri
sans jamais manifester de troubles du côté des annexes.
Une aussi facile guérison n'aurait probablement pas eu
lieu si des lésions sérieuses étaient passées inaperçues
au cours de l'examen des malades.

L'âge et l'état général des malades. — Les malades
opérées par M. Secheyron avaient de 25 à 55 ans, en
moyenne elles ont de 34 à 35 ans. Cette opération ne
fut donc point faite en général chez de vieilles femmes.
Par contre dans presque toutes nos observations nous
voyons que l'état général pré-opératoire est peu bril-
lant. Toutes, sans exception, sont de grandes anémiées,
quelques-unes jusqu'à être presque exsangues ; certaines sont d'une faiblesse extrême, elles sont amaigries et
cachectisées ; d'autres ont des phénomènes de compres-
sion manifestes et traduits par des douleurs abdominales, lombaires et crurales, par des troubles urinaires :
dysurie, pollakiurie, rétention, incontinence, par de la
constipation, de l'œdème malléolaire ; or, toutes ces
malades supportèrent fort bien la myomectomie avec
dilatation du col, alors qu'elles n'auraient probablement pas pu (certaines du moins), supporter une opération plus grave.

En résumé :

L'énucléation avec dilatation forcée du col est indiquée quelle que soit la variété topographique des fibromes intra-utérins, sous-muqueux sessiles ou interstitiels, quelque soit leur volume presque, mais avec les
conditions expresses :

1º Que le bloc utéro-fibreux ait une régularité approximative, d'après laquelle on peut conclure à la pro-
babilité d'un fibrome solitaire ;

2º Que la masse utéro-fibreuse soit encore assez
mobile ;

3° Que l'indemnité des annexes soit assurée par un examen approfondi.

Chez les femmes jeunes, à cause de la possibilité de grossesse à venir, chez les femmes plus âgées à la période de péri-ménopause, à cause de l'utilité quand même de l'utérus au point de vue de la statique pelvienne, l'énucléation avec dilatation du col est indiquée non-seulement pour son but conservateur, mais encore pour la bénignité de son pronostic.

———

CHAPITRE II

~~~~~~~~~

Contre-indications à l'énucléation vaginale après dilatation forcée du col.

Nous avons examiné les circonstances qui favorisaient et indiquaient l'énucléation vaginale des fibromes après dilatation forcée du col.

Maintenant nous allons au contraire préciser les cas particuliers pour lesquels la même opération est, soit défavorable, soit inapplicable. Les contre-indications à la technique opératoire que nous décrivons dépendent de plusieurs facteurs qui sont la plupart du temps les suivants : le mauvais état de la malade ; la nature spéciale de la tumeur ; l'état anormal de l'utérus et de ses annexes.

Contre-indications tenant à l'état de la malade.

A vrai dire, ces contre-indications ne sont pas seulement spéciales à l'intervention que nous préconisons, mais ce sont plutôt celles qui s'appliquent à toute sorte d'intervention. En effet, malgré son peu de gravité, malgré la possibilité et la facilité de l'acte chirurgical en lui-même, l'intervention imaginée par M. Sécheyron peut être parfois assez importante et assez laborieuse pour que des femmes cachectiques, ou bien âgées, ou bien encore porteuses de lésions viscérales graves (dégénérescence du cœur, du foie, lésions néphritiques avancées, etc.), n'en soient pas justiciables.

Parfois encore ne devra-t-on point appliquer une telle opération conservatrice à des femmes jeunes chez lesquelles une période d'observation assez longuement suivie a permis de constater une rapidité d'accroissement faisant craindre, à juste titre, une évolution maligne.

Ajoutons cependant que de semblables contre-indications ne constituent que de fort rares exceptions.

Contre-indications tenant à l'état de certains fibromes.

Nous croyons également que ne doivent pas être opérés par voie vaginale les utérus polyfibromateux ou atteints de trop gros fibromes, ou encore plus simplement, ceux qui n'ayant pas atteint un volume très considérable sont maintenus par des adhérences, sont irréguliers, multilobés et accompagnés de lésions annexielles. Nous croyons que des cas semblables doivent être réservés à l'hystérectomie vaginale ou abdominale.

Segond indiquait comme limite des cas justiciables de l'hystérectomie vaginale ceux où le bord supérieur de l'utérus atteignait l'ombilic. Nous croyons que la forme du fibrome est un facteur plus important que le volume global de l'utérus fibreux. En outre nous pensons que les fibromes très haut situés, ou étalés au-dessus de la margelle du petit bassin, ne descendent qu'avec difficulté et sont quelquefois pour ainsi dire inaccessibles.

Les diverses altérations des fibromes utérins qui pourraient faire craindre une récidive plus ou moins prochaine (fibro-kystes, fibromes ramifiés, fibromes durs mais dont certaines parties centrales paraissent en dégénérescence) devront toujours entraîner l'opérateur à terminer une énucléation vaginale, commencée ou même terminée, en une hystérectomie vaginale totale.

Il en sera de même pour des tumeurs qui, après des essais d'énucléation, permettront de constater une absence de zone capsulaire. Aussi, les fibromes énucléables mais sphacélés et putréfiés et qui paraissent avoir infecté tout l'utérus seront hystérectomisés.

Enfin, quand au cours de l'énucléation vaginale, on se rend compte, non pas seulement que l'on a affaire à un utérus atteint de fibromatose généralisée, de granulie fibreuse, mais encore que l'on se trouve en présence d'une matrice contenant un nombre de noyaux fibreux qui, une fois extirpés, la laisseraient disloquée et loqueteuse, on doit terminer par une hystérectomie vaginale indispensable.

Contre-indications dues à l'état du col utérin.

Nous avons vu que la présence d'un fibrome utérin entraînait des modifications pathologiques de l'utérus telles que l'amincissement du segment inférieur de l'utérus, le ramollissement du col. Ces modifications succèdent à des phénomènes que l'on observe presque toujours dans le cas de fibromes utérins et qui sont les hémorragies et les contractions douloureuses. Parfois, pourtant, le chirurgien se trouve en présence d'une tumeur qui ne s'est révélée par aucun de ces symptômes habituels. En outre, le col n'ayant point subi de modifications offre à la dilatation une résistance inaccoutumée ; encore, non seulement le col peut offrir une tonicité normale, mais peut présenter un certain degré de rigidité qui rend sa dilatation impossible. Des cas semblables se rencontrent chez des nullipares ou des femmes âgées. Encore même, le col peut être atteint de cette rigidité anatomique sur laquelle Wallich attira l'attention, en 1890, et que Couvelaire (1) vient à nouveau d'expliquer par la présence d'un processus inflammatoire très net.

Il est évident alors que dans ces cas compliqués et rares, le chirurgien essayera de rompre la rigidité du col par une incision, par une hystérotomie cervicale

(1) Couvelaire. Communic. à la Soc. d'Obstét., de Gynéc. et de Pédiatrie. Séance du 15 juin 1908.

selon le procédé de Péan ou de Segond ; mais la plupart du temps, nous croyons qu'en des cas semblables, il vaudra toujours mieux avoir recours, soit à une opération abdominale, soit à une hystérectomie vaginale.

En résumé :

De ce que nous venons d'indiquer, il résulte que les contre-indications à l'énucléation vaginale précédée de la dilatation forcée du col sont, les unes, *directes,* c'est-à-dire qu'elles s'imposent au moment du choix de l'opération et sont ainsi éliminatoires d'emblée ; les autres sont *indirectes,* c'est-à-dire qu'elles se manifestent à l'opérateur une fois l'intervention commencée ; ce sont celles qui, transformant l'opinion préalable du chirurgien, imposent des opérations radicales au lieu d'intentions conservatrices. Mais, même dans des cas semblables, la dilatation forcée du col reste une opération exploratrice utile à la précision du diagnostic.

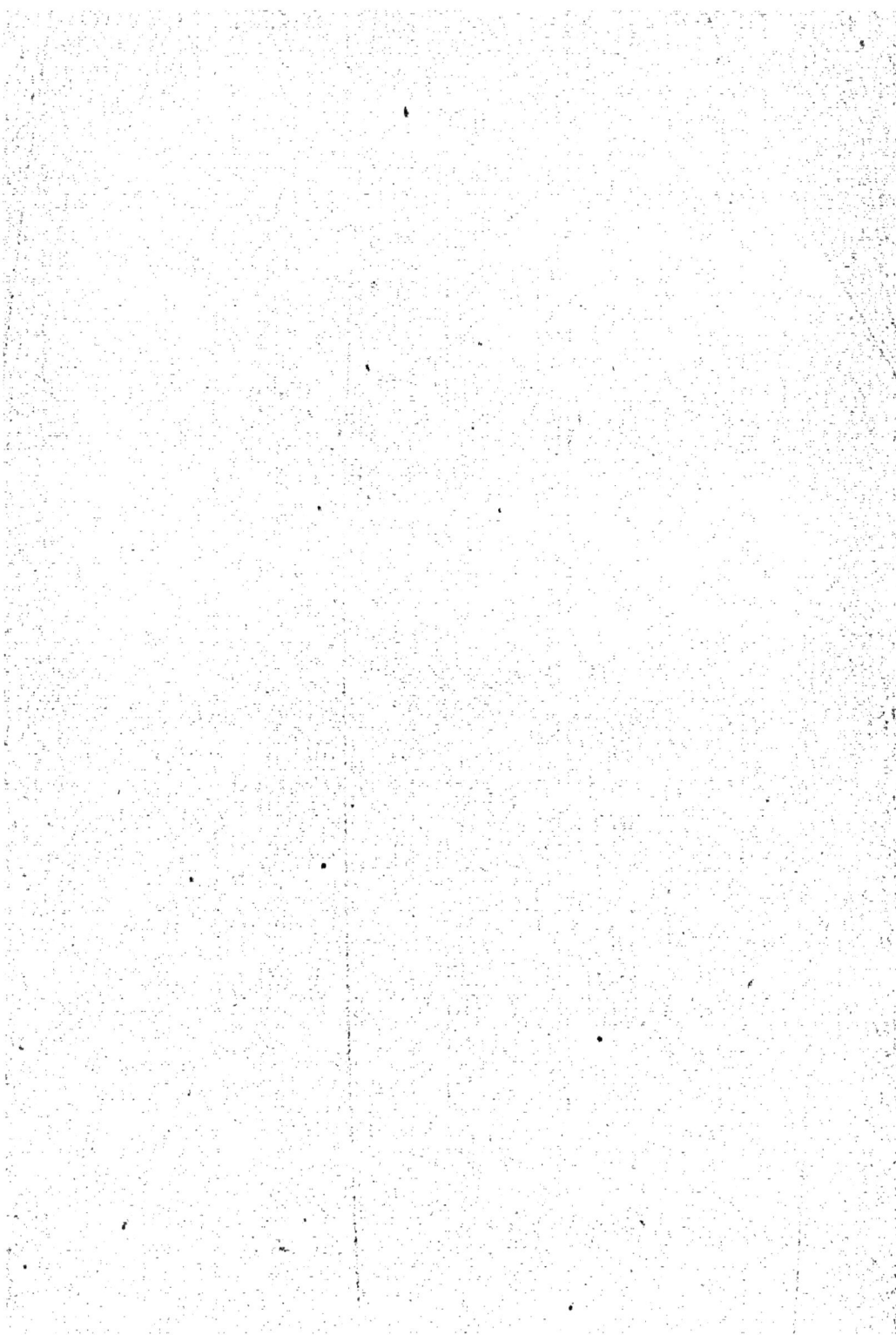

CHAPITRE III

Résultats opératoires. — Avantages et inconvénients.

Les résultats opératoires constatés dans les observations citées à la fin de notre travail et dues à l'obligeance de M. Sécheyron sont aussi bons que possible. Toujours d'abord, les suites opératoires furent normales, sans l'ombre d'incident et absolument apyrétiques.

L'*involution utérine* a été souvent constatée (par le toucher et au moyen de l'hystéromètre) rapide et complète dès le huitième jour, dans tous les cas deux semaines ou un mois après l'intervention, l'utérus s'est toujours trouvé compact, de volume ordinaire, mobile et non douloureux.

L'*état du col* est toujours redevenu normal en peu de temps. Parfois seulement, il est possible de constater sur l'une des lèvres une petite encoche cicatricielle plus ou moins difficilement appréciable et due à des déchirures lors des manœuvres de la dilatation. Empressons-nous d'ajouter que la production de pareilles fissures n'offre, non seulement aucune gravité, mais encore ne nécessite aucun traitement particulier.

Les *malades se sont levées* en général vers le quinzième jour et presque toujours elles ont pu quitter l'hôpital ou la maison de santé complètement guéries moins de trois semaines après l'opération.

L'*apparition des premières règles* eut été un renseignement précieux que nous aurions voulu pouvoir fournir. Malheureusement, nous ne possédons pas de documents à ce sujet. Chez les quelques malades dont nous avons obtenu des nouvelles, nous savons seulement que les règles sont redevenues normales.

Avantages de l'énucléation par voie vaginale avec dilatation forcée du col.

En dehors des cas, relativement rares, de fibromes qui par leur silence pathologique, absence totale de troubles menstruels, de douleurs, de phénomènes de compressions veulent être respectés, le plus grand nombre des tumeurs fibreuses réclament une intervention. On emploie souvent dans ces cas l'hystérectomie vaginale, et plus souvent encore l'hystérectomie abdominale. Ces opérations donnent assurément une somme de guérison qui s'accroît chaque jour avec les progrès de la technique et de l'habileté des chirurgiens ; il n'en est pas moins vrai que de telles interventions comportent une gravité de pronostic qui va s'amoindrissant, mais qui est cependant encore assez importante.

Aussi, à côté des cas où la nécessité s'impose de par le volume et plus encore par la disposition anatomo-pathologique du fibrome, d'enlever tout le bloc utérin chargé de ses néoplasmes et les annexes simultanément, nous croyons que l'intervention imaginée par notre maître M. Sécheyron est susceptible de rendre de considérables services. Cette opération que nous avons décrite s'inspire en somme de la méthode ancienne d'Amussat, un peu délaissée aujourd'hui, mais notre maître en a perfectionné et simplifié la technique, en a précisé les indications qui s'étendent non pas seulement aux polypes plus ou moins gros encore inclus dans la cavité utérine, mais aussi à beaucoup de fibromes interstitiels même parfois volumineux. Telle que nous la comprenons et telle qu'elle est pratiquée par notre maître elle offre, nous en sommes sûr, des avantages indéniables. Ce sont eux que nous voudrions maintenant faire valoir mais cela en toute sincérité, en toute liberté d'appréciation et seulement d'après l'analyse minutieuse de la méthode et les résultats que nous lui avons vu fournir.

Bénignité de l'intervention.

La première supériorité que nous trouvons à la myomectomie vaginale, après dilatation du col, est d'être plus bénigne absolument que toute autre intervention.

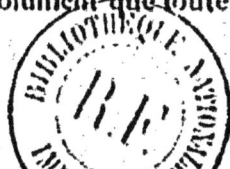

Elle permet en effet d'opérer toujours en dehors du péritoine; ce n'est pas là un mince avantage. Il est vrai, en effet, si l'on veut parler avec franchise, qu'une opération péritonéale, même avec les précautions les plus minutieuses d'asepsie est toujours, sinon grave, du moins sérieuse; et cela à plus forte raison, quand on s'expose à ouvrir la cavité d'un des organes parfois les plus septiques de l'économie, quand on se risque à enlever des fibromes ayant subi la dégénerescence kystique, à contenu plus ou moins louche, des tumeurs en voie de nécrose. En outre, quand on sectionne la matrice pour des énucléations multiples, on est tenu à des sutures nombreuses et soignées, pouvant, malgré tout, laisser filtrer un peu de sang dans la cavité péritonéale, exposant même à des adhérences intestinales avec les plaies utérines, produisant des phénomènes graves d'occlusion (Rosenstein).

On prétend, avec raison, que l'utérus revient sur lui même, après l'ablation de fibromes par voie abdominale et que les excavations fibreuses se réduisent très vite. A plus forte raison pour les excavations produites par l'énucléation vaginale, car la contraction de l'utérus se fait de sa périphérie vers son centre, forçant par cela même les liquides de rétention à s'écouler vers les parties déclives, vers le canal utérin et le vagin, sans risquer de s'égoutter à travers les sutures séro-musculeuses comme dans la myomectomie abdominale. Ainsi, pour si bénigne que l'on veuille dire l'énucléation abdominale, nous pouvons affirmer la moindre

gravité encore et la plus facile exécution de l'énucléation vaginale.

L'énuclation vaginale avec hystérotomie bilatérale a
tsujours été considérée comme une opération sérieuse
en raison de son premier temps d'attaque : l'incision du
col. Grâce à la dilatation extemporanée du col qui en
évite toute section, l'intervention imaginée par
M. Secheyron, garde encore sa supériorité réelle et sa
bénignité plus grande.

Suppression de la cicatrice abdominale et de toute éventualité d'éventration.

Cet avantage est naturel et nous n'y insisterons guère.
Certains adversaires de la voie vaginale ont pu préten-
dre que la raison qui attache encore les chirurgiens à
cette pratique est une question de hiérarchie sociale.
Rappelons seulement en faveur de la voie vaginale,
« cette voie donnée par la nature, comme a dit Lan-
dau » la parole de maîtres dont l'autorité est indiscutable.

Bouilly (1) affirme : « Je tiens à faire une protesta-
tion vibrante contre l'assertion que l'ablation des
tumeurs moyennes et petites doit se faire par voie abdominale; c'est au contraire toujours par la voie vaginale

(1) Bouilli. XI° congrès français de chirurgie. Paris. 18-23 octobre 1892,

qu'il faut procéder à l'ablation de toute tumeur utérine
ne dépassant pas l'ombilic, et, c'est même parce que je
considère la voie vaginale comme meilleure que la voie
abdominale, que je recommande de ne pas laisser trop
grossir les fibromes, afin de ne pas avoir à en pratiquer
l'ablation par la voie sus-pubienne. J'appuie ma con-
viction absolue sur une pratique de plusieurs années
pendant lesquelles j'ai fait plusieurs centaines d'opérations vaginales ».'

Citons encore Pozzi : « Pour les opérations applicables aux corps fibreux, les progrès de la gynécologie
permettent aujourd'hui bien plus que par le passé,
d'éviter la section des parois abdominales ».

Suppression de toute hémorragie primitive ou secondaire.

Nous pouvons affirmer que l'énucléation vaginale
après dilatation du col est sans aucun doute l'opération
la moins sanglante de la gynécologie. C'est là une de
ses réelles supériorités sur l'hystérotomie cervicale. La
section du col utérin produit souvent des hémorragies
nécessitant l'application de pinces; parfois encore on
peut être obligé à des ligatures directes difficiles à poser
dans la profondeur. Il est vrai que la réparation des
lèvres du col après l'hystérotomie est le moyen le plus
parfait pour éviter toute hémorragie.

Il ne reste ainsi que les hémorragies de surface dues

à la décortication loculaire. Nous en avons parlé longuement au manuel opératoire et à ses complications
et nous n'y insisterons plus. Disons seulement encore
qu'elles sont très rares, toujours insignifiantes et aisément taries par le tamponnement ordinaire et le pansement.

Possibilité d'une grossesse
consécutive.

L'énucléation abdominale permet, cela est absolument sûr et prouvé par des faits, la fécondation et la grossesse. On peut en citer des cas nombreux. Müller,
Kronlein (1), Engstroëm, Ricard (2), etc., en ont observé. Chevrier en a réuni 14 cas, Zwibel 18 cas, Longuet 7 cas, Ferendinos 14 cas. ·

A ce point de vue nous ne savons pas si l'énucléation
vaginale a donné les mêmes résultats. Dans nos observations nous n'en relatons aucun fait, mais nous
n'avons pu que très mal suivre les malades. De prime
abord cependant nous ne voyons pas les raisons qui
pourraient empêcher une grossesse de se manifester
dans un utérus myomectomisé par la vagin alors que
nous savons la puissance de régénération de la muqueuse utérine, bien prouvée par les observations de
Woerth (de Kiel), de Gottschalk (de Berlin), de Léo-

(1) Kronlein. Centralblatt für Gynak. 1890, n° 48, p 876.
(2) Ricard. In Thèse de Gunzbourg. Paris 1900.

pold (de Dresde), et par les expériences remarquables
de Cornil et Carnot (1). Ces derniers assurent, en effet :
« Les cellules épithéliales grimpent le long des ponts
fibrineux constitués par les caillots et finissent par les
revêtir complètement; ces adhérences se vascularisent
et persistent. Il y a là quelque chose de bien spécial à
la muqueuse utérine dont la fonction est d'adhérer à
l'œuf, et ces adhérences multiples rappellent les premiers stades de formation placentaire. Nous n'avons
jamais retrouvé de pareils processus, ni pour l'uretère,
ni pour la vessie. En résumé, la régénération des organes creux se fait avec un extrême rapidité, de façon à
en rétablir spontanément la forme et la fonction. »

(1) Cornil et Carnot. Réparation des canaux et cavités. *Presse
médicale*, 1898, p. 217.

Inconvénients de l'énucléation
vaginale après dilatation forcée du col

Il est une critique que l'on formule souvent à propos
des opérations conservatrices de l'utérus pour fibromes
utérins et qui peut s'adresser encore au procédé que
nous avons décrit. On accuse de telles interventions
d'insuffisance opératoire et cela à cause des conséquen-
ces possibles de récidives post-opératoires. Dans nombre de cas, assure-t-on, la méthode conservatrice lais-
serait enfouis dans le muscle utérin des noyaux fibreux
insoupçonnés. Hegar, Hofmeier, Pozzi, depuis longtemps, Delagenière, Legueu, Baldy et bien d'autres
plus récemment, lui ont fait ce reproche. Nous con-
venons que ces auteurs ont parfaitement raison pour
ce qui est de l'existence de petits fibromes qui peuvent
passer inaperçus. Cependant nous proclamons bien
vite qu'il n'y a pas là une contre-indication absolue.
Baldy, avec plusieurs autres du reste, considère le
fibrome comme une maladie générale dans laquelle
tous les organes du petit bassin sont participants d'une
façon plus ou moins grande, les annexes le plus souvent
altérées, les complications cardiaques fréquemment mar-
quées et observées de telle sorte que, vraiment, l'énucléation ne s'adresse qu'à une localisation minime de
cette affection et il lui préfère la panhystérectomie.

Nous voulons essayer, cependant de répondre à de tels arguments.

Tout d'abord les cas d'utérus fibromateux, contenant une grande quantité de noyaux ne sont pas, de beaucoup, les plus nombreux. Engstroem, sur une série de cent énucléations, relève soixante-sept cas de tumeurs solitaires, dans les trente-trois autres cas il a constaté fort rarement la présence de deux noyaux. En somme, les exemples d'utérus à nodules fibreux nombreux, ne sont pas du tout fréquents et par conséquent le fibrome, maladie généralisée, est une conception soutenable, mais une affection relativement rare, en égard à la quantité de fibromes que l'on a l'occasion d'observer.

Nous avons avoué que, certainement, on a pu noter des récidives à la suite des énucléations abdominales ou vaginales. Martin, en 1890, n'avait eu l'occasion de constater que deux récidives dans ses cas personnels. En 1893, sur 141 énucléations, il n'en mentionne que 4 exemples. En 1891, Doléris et Chevrier n'en relèvent que deux cas sur leurs statistiques ; en 1893, Queyrel en rapporte un exemple bien manifeste ; en 1894, Etheridge en signale un fait ; en 1899, Kelly n'a, sur une série de 97 cas, que 3 récidives ; en 1899, Longuet, sur 161 énucléations rassemblées dans les différents auteurs, n'en relève que deux ; en 1900, Zwibel, sur un nombre de 563 énucléations, ne compte que 4 récidives, et Terendinos, sur 290 énucléations, 3 seulement. Nous sommes persuadés que l'on pourrait en trouver d'autres encore, et que nombre d'opérées ont pu échapper à l'observation et n'ont pas été revues. Cependant, il faut reconnaître que l'impression qui se dégage de ces chiffres c'est que la récidive est en somme très rare en face du nombre déjà grand des énucléations.

D'ailleurs, qu'entend-on par ce mot récidive ? Il est faux qu'il s'adresse aux noyaux *méconnus non extirpés* et qui se sont développés ultérieurement, de façon à devenir appréciables à leur tour ; il y a eu augmentation de volume, continuation évolutive et non vraiment récidive. Quant à celle-ci, rien ne dit qu'elle puisse se produire dans le muscle utérin par le développement de nodules fibreux qui n'existaient pas auparavant. Il se peut, qu'après une énucléation abdominale, l'utérus soit complétement débarrassé, et il se peut fort bien encore que deux ou trois ans après, évoluent de nouveaux noyaux dont les germes n'existaient pas quand on a opéré. Est-ce en somme parce que un organe peut être malade derechef que l'on doit l'amputer.

Ainsi, la possibilité de conserver l'utérus et ses annexes, la bénignité d'une opération fort simple vaut bien le risque d'une récidive qui n'est pas du reste fatalement incurable à son tour et qui est en somme fort rare, nous pouvons le répéter.

TROISIÈME PARTIE

Observations.
Conclusions.
Bibliographie.

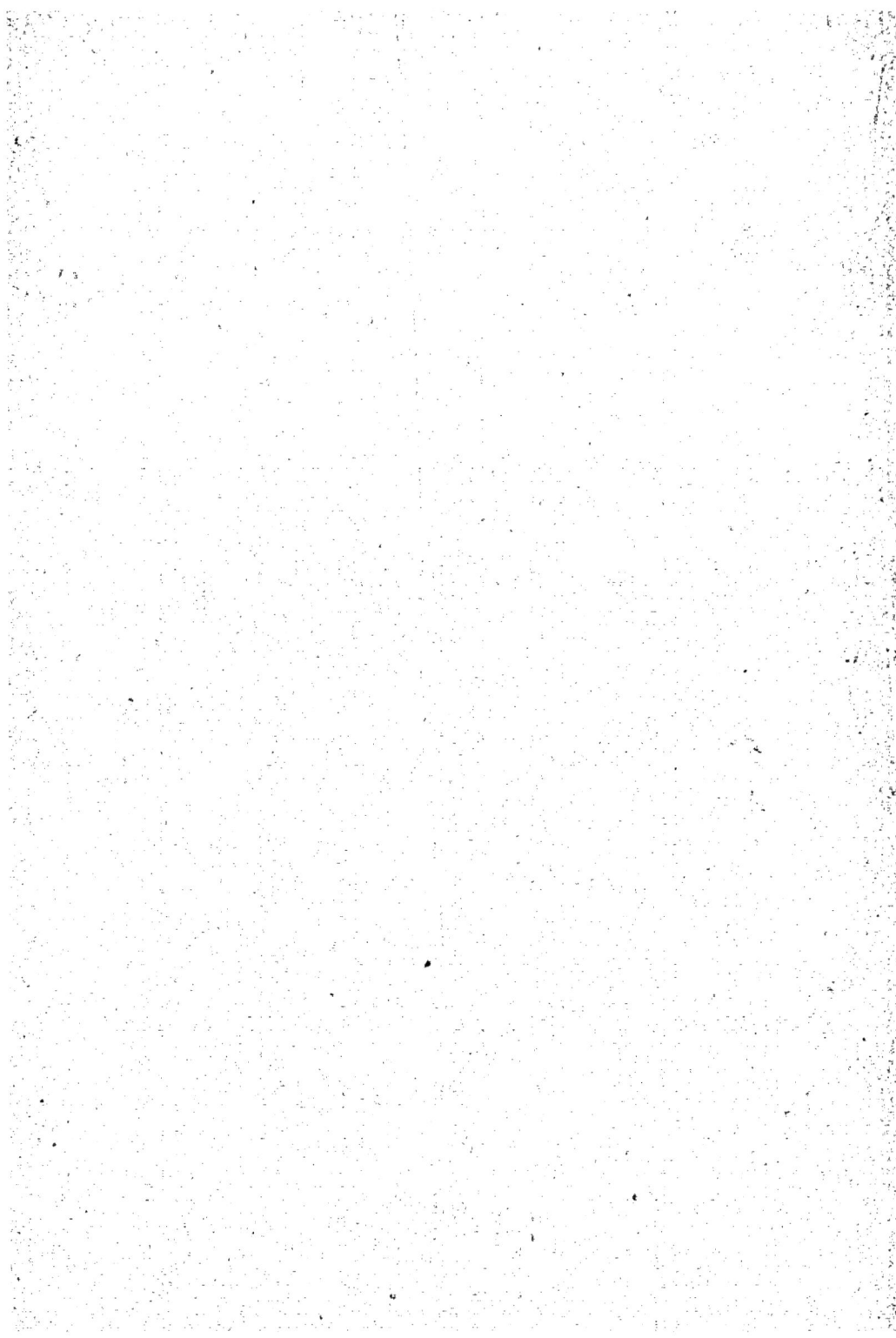

OBSERVATIONS

OBSERVATION PREMIÈRE

*(Fibrome intra-utérin du volume de trois belles oranges,
avec sphacèle. Ablation vaginale par tractions, précédée
de la dilatation forcée du col. Guérison.)*

Jeune femme du Gers, âgée de 36 ans ; mariée, sans enfants ; pas de fausses couches ; a joui d'une santé parfaite
jusqu'à l'âge de 25 ans environ. Dans le cours de l'année
1895, elle est prise de métrorrhagies sérieuses qui reparais-
sent plusieurs fois par an. En 1897, et depuis un an environ, ces hémorragies sont précédées de crises douloureuses dans les reins et accompagnées de contractions utérines. Un médecin appelé donne une potion à l'ergotine.
Peu à peu ces douleurs cessent, les hémorragies s'arrêtent
et la malade reprend son travail à la campagne. Depuis
deux mois environ, la malade est reprise de ces mêmes
accidents, les douleurs ayant même une plus longue durée,
lorsqu'une sage-femme consultée préconise une intervention.

La malade est conduite à M. le docteur Secheyron. Elle

est affaiblie, anémiée, pâlie par la longue série de ses pertes, mais elle paraît néanmoins assez robuste.

Depuis quelques jours, elle accuse des pertes mal odorantes et comme putrilagineuses.

Après désinfection vaginale, on reconnaît au toucher l'existence d'un uterus fibromateux. Le col est entrouvert et laisse passer une petite poire, étranglée au niveau du col. Le diamètre d'ouverture du col est d'environ trois à quatre centimètres.

Le corps de l'utérus remonte à quatre travers de doigt au-dessus du pubis et paraît rempli par une masse fibreuse ayant à peu près le volume d'une tête d'enfant de six à sept mois.

L'état des organes viscéraux est excellent.

L'intervention est décidée et il est procédé à l'extraction de la tumeur par voie vaginale.

La malade est anesthésiée au chloroforme.

Les valves une fois placées, la portion extra-utérine du polype apparaît sphacélée sur une certaine étendue, à peu près jusqu'au niveau de la portion étranglée. Toutefois, le sphacèle est superficiel et il est possible d'opérer avec des pinces à griffes implantées dans la masse de la tumeur. Ainsi sont placées trois pinces à quatre griffes qui, par une traction énergique, abaissent la portion extra-utérine de la tumeur.

Pendant toute cette traction, le bord du col est massé avec le doigt pour obtenir sa dilatation. Ce massage est facile car la portion du col recouvrant la masse intra-utérine a ses parois bien amincies. Sous l'influence, et au

fur et à mesure de ce massage, le segment inférieur de
l'utérus s'amincit à son tour et peu à peu les lèvres du col
cèdent. Alors deux, puis trois doigts sont insinués dans la
cavité et peu à peu par un mouvement de va et vient circulaire, avec pression contre les lèvres du col, ce dernier
se dilate progressivement et complètement.

Le travail des doigts est facilité par une traction opérée
sur le polype par la main gauche et par l'intermédiaire des
pinces, et à cette traction on joint un mouvement de rotation.

Ainsi on pratique le travail de la dilatation du col à l'aide
de la main gauche pour le côté gauche du col, et à l'aide de
la main droite pour le côté droit. Ce travail est donc alter-
natif et coïncide avec la traction des pinces opérée aussi
tour à tour par chaque main.

Grâce à cette double manœuvre, la masse intra-utérine
de la tumeur s'engage peu à peu entre les lèvres du col
dilaté.

A la traction, il est nécessaire de joindre la rotation de
la tumeur qui peu à peu se meut comme une boule dans
la cavité utérine. Quelques petits coups de ciseaux libèrent la tumeur de ses attaches avec la muqueuse utérine.

Lorsque le col est ainsi largement effacé et l'utérus ouvert, l'intervention est à peu près terminée. Des ciseaux à
lames courbées sur le plat détachent les dernières insec-
tions de la tumeur. La traction et la rotation opérées sur
elle arrivent à entraîner au dehors la masse toute entière.

A l'aide de la sonde à double courant, on pratique un
grand lavage de la cavité utérine avec de l'eau stérilisée

très chaude, puis on introduit un tampon léger de gaze.
Dans l'espace d'un quart d'heure, le col utérin largement
béant est absolument refermé.

La masse de la tumeur incluse dans la cavité utérine
apparaît de la grosseur environ de trois poings ; elle est
surmontée d'une partie rétrécie de deux à trois centimètres de diamètre environ et à laquelle est appendue la
masse vaginale sphacélée du volume d'une petite manda
rine.

L'ensemble de la tumeur a l'aspect grossier d'une poire.

Les suites opératoires sont bénignes ; le lendemain de
l'intervention l'utérus a repris son volume normal ; le col
est encore légèrement entrouvert. On pratiqua durant quelques jours des lavages intra-cervicaux avec pansement de
la cavité du col à la gaze stérilisée. Ces pansements étaient
jugés nécessaires en raison des éraillures du col qui avaient
pù se produire et risquaient d'avoir été infectées par la
masse sphacélée du fibrome.

La guérison eut lieu complète et sans incident. Quinze
jours après l'intervention, la malade pouvait reprendre le
chemin de fer.

En 1900, M. le docteur Secheyron reçut des nouvelles
de la malade ; elles étaient parfaites.

OBSERVATION II

Due à M. le docteur Secheyron.

(Fibrome intra-utérin ; dilatation forcée du col ; extraction vaginale de la tumeur ayant environ le volume du poing.)

Femme de 35 ans ; mariée, sans enfants ; depuis plusieurs années est atteinte de metrorrhagies ; leur abondance a provoqué un état d'anémie assez grave qui empêche la malade de s'occuper de son ménage.

A plusieurs reprises, au moment des hémorragies, sont survenues des tranchées utérines. Un docteur consulté a porté le diagnostic de fibrome intra-utérin en voie d'expulsion.

En 1902, la malade entre à la clinique de M. le docteur Secheyron deux mois environ après une hémorragie plus abondante et une crise douloureuse plus vive et plus grave

A l'examen, on constate que derrière le col raccourci et ramolli se trouve un fibrome dont le volume paraît être à peu près celui d'une grosse orange.

On prépare la malade qui est opérée le surlendemain de son entrée dans la clinique.

Anesthésie au chloroforme.

On place deux valves vaginales et le col est attiré en bas par une pince à deux griffes. Alors on introduit l'index droit dans la cavité cervicale puis par un mouvement circulaire, accompagné de pressions sur les

8

parois du col, on pratique le massage des lèvres de ce col. Après un travail de quelques minutes, — cinq à sept environ, — le col devient souple et s'entr'ouvre suffisamment pour laisser pénétrer une pince à quatre griffes. Alors tandis que la main gauche placée sur la paroi abdominale, maintient le fond du corps utérin et le repousse en bas, la pince est griffée sur la tumeur intra-utérine. Dès lors, tandis que le massage du pourtour vaginal du col est opéré par les doigts, la tumeur intra utérine tirée fortement en bas par la pince appuie directement sur l'orifice interne du col et force sa dilatation. Ainsi le col s'entr'ouvre suffisamment pour livrer passage à un fibrome du volume du poing. La tumeur tient assez fortement au fond de la cavité utérine. Quelques coups de ciseaux libèrent ses attaches avec facilité. Enfin quelques mouvements de rotation imprimés à la tumeur joints à la traction par l'intermédiaire de deux paires de pinces à griffe achèvent l'extraction.

La durée de l'opération fut de vingt minutes environ et ses suites furent parfaites.

La tumeur était un fibrome ayant le volume d'une grosse orange qui adhérait au fond et à la paroi latérale gauche de l'uterus.

La malade complètement guérie quitte la clinique quinze jours après son entrée.

OBSERVATION III

Due à M. le docteur Sechegron.

*(Fibrome intra-utérin. — Extirpation vaginale après dila-
tation forcée du col. — Guérison).*

Femme mariée — âgée de 55 ans — atteinte de métro-
rhagies et de troubles nerveux abdominaux ; elle est sur
le point d'aller aux eaux. Elle demande conseil pour ses
hemorragies persistantes que plusieurs stations balnéaires
à Ussat, à Salies et à Bagnères n'ont pas améliorées.

A l'examen on constate la présence d'un corps fibreux
intra-utérin ayant à peu près le volume d'une mandarine.
Le col utérin paraît un peu ramolli et son orifice externe
semble sur le point de s'entr'ouvrir, mais il est fermé néanmoins. Le segment inférieur est animé.

L'intervention chirurgicale proposée est acceptée. Elle
a lieu sous l'anesthésie chloroformique. Un doigt est
d'abord introduit dans la cavité cervicale où il pratique un
massage circulaire des parois du col utérin. Après dilatation suffisante, préhension de la tumeur intra-utérine à
l'aide d'une pince à griffes. Dès lors sous l'influence de la
traction exercée par l'intermédiaire de cette pince et du
massage de l'orifice externe du col utérin, celui-ci ne tarde
pas à s'ouvrir d'une manière suffisante. Dès lors, l'extirpation de la tumeur est simple ; quelques mouvements de
rotation et de traction des pinces rompent les adhérences
du fibrome avec l'utérus et permettent d'extraire la tumeur.

Suites opératoires normales. La malade va à Bagnères
de Bigorre quelques jours après l'intervention.

OBSERVATION IV

(Due à M. le docteur SECHEYRON).

*Fibrome intra-utérin. — Extirpation immédiate après sim-
ple dilatation forcée du col. — Guérison.)*

Femme de 31 ans — bonne santé antérieure —. Une
grossesse antérieure normale. Enfant vivant actuellement
âgé de 7 ans. Des métrorrhagies peu abondantes mais persistantes ont provoqué chez la malade une anémie assez
sérieuse. Depuis un an surtout les règles sont particulièrement abondantes. A l'une de ces époques la malade fait
appeler un médecin qui en présence de ces hémrroragies
pense à un début d'avortement. La malade entre alors à
la clinique de M. le docteur Secheyron.

A l'examen on constate la présence d'une humeur
fibreuse intra-utérine et en voie d'élimination. Le segment
inférieur de l'utérus est aminci, le col est entr'ouvert et
permettrait d'introduire un doigt dans sa cavité si le polype
affleurant à son orifice n'en obstruait l'entrée.

L'intervention opératoire est décidée.

Anesthésie chloroformique.

Un léger massage digital de l'orifice du col utrin accroît
son ouverture et permet de saisir la tumeur avec une

pince à griffes. Dès lors, peu à peu, des mouvements excentriques de massage digital sur les parois du col permettent à l'orifice cervical de s'ouvrir. On introduit une pince à pression dans la cavité utérine et on l'applique sur l'insertion utérine de la tumeur. Cette dernière est alors libérée d'un coup de ciseaux.

Durée de l'intervention 15 minutes.

La pince est laissée à demeure durant quelques heures pour éviter tout danger d'hémorragie à une femme déjà anémiée.

Guérison définitive en quelques jours.

OBSERVATION V

(Due à M. le docteur SECHEYROS).

Fibrome intra-utérin. — Extirpation après dilatation forcée du col. — Guérison.

Femme de 35 ans — de Castelnaudary — opérée à son domicile avec l'aide du docteur Durand.

Cette malade a eu à plusieurs reprises des hémorragies utérines accompagnées de contractions de cet organe. Une tumeur est apparue à l'ouverture du col et a facilité le diagnostic de fibrome intra-utérin.

Pour l'intervention, la malade est anesthésiée au chloroforme. Le col est légèrement entr'ouvert et permet le passage de deux doigts. Ceux-ci pratiquent un massage excentrique des lèvres du col dont l'ouverture acquiert un degré de dilatation très suffisant. Cependant cette dilatation disparaît et le col se referme aussitôt que cessent les manœuvres digitales. Alors avec des pinces à griffes on saisit la tumeur qui sous la traction de la main vient exercer une forte pression sur l'orifice interne du col. Celle-ci s'exerçant de dedans en dehors et sur le segment inférieur, est très fortement efficace. Ainsi peu à peu la tumeur s'engage dans la cavité cervicale et dans le vagin. Quelques pressions directes sont alors opérées sur les lèvres du col, tantôt à droite, tantôt à gauche et achèvent le dégagement utérin de la tumeur. Cependant dans la crainte d'une inversion utérine on passe une pince courbe à longs mors qui vient entourer et presser l'insertion utérine de la tumeur. Un coup de ciseaux courbes dégage le fibrome de ses attaches utérines. Dès lors l'extraction se fait avec facilité grâce à des mouvements de traction et de rotations sur le faisceau des trois ou quatre paires de pinces à griffes qui ont été placées d'étage en étage sur la tumeur. Après l'extirpation lavage intra-utérin à l'eau chaude. La pince courbe est laissée à demeure vingt-quatre heures environ.

Durée de l'intervention : 25 minutes environ.

Suites normales : guérison rapide et complète.

OBSERVATION VI

*Fibrome intra-utérin du volume de la tête d'un enfant à
terme. — Extraction après dilatation forcée du col. —
Accomodation de la tumeur. — Guérison.*

Femme de 42 ans environ. Atteinte de metrorrhagies
rebelles qui l'ont considérablement anémiée. Elle est inca-
pable de tout mouvement, de tout effort et même d'une
station debout un peu longue. Le docteur Darivière consulté constate la présence d'une tumeur fibreuse intra-utérine qui commence à s'engager dans la cavité cervicale. Le
col offre une dilatation correspondant à peu près à la surface de la paume de la main d'un enfant.

En vue d'une intervention on met la malade au repos
absolu et on lui ordonne un régime reconstituant.

Au bout de quelques semaines la malade entre à l'Hôtel-
Dieu, salle Sainte Marthe, dans le service de M. le docteur
Secheyron. Elle est opérée en septembre 1906.

Anesthésie chloroformique.

On constate que sous l'influence du repos au lit, de
l'éloignement des règles, le fibrome s'est réduit au volume d'une tête d'enfant de huit mois. La réduction
qui s'est ainsi opérée est bien certainement d'un tiers
par rapport au volume de la tumeur au moment de son
entrée à l'hôpital. De plus, l'utérus ne se présente plus
comme à ce moment sous l'aspect d'une masse molle et
dépressible, mais au contraire sa consistance est ferme.

La tumeur fait à peine saillie entre les lèvres du col dont

la dilatation atteint un ou deux centimètres tout au plus. Il est possible toutefois de fixer par cette ouverture une pince à quatre griffes sur la portion accessible de la tumeur. Ainsi on peut abaisser le fibrome et exercer par son intermédiaire une pression efficace sur la surface interne du segment inférieur et sur les lèvres du col en particulier. En ce moment on sent alors les lèvres réduites à un simple bord rigide, aminci ; le segment inférieur est tendu et bombe dans le vagin. On tente alors la dilatation manuelle de l'orifice externe.

Pour cela la pince est relâchée et il est possible d'insérer la dernière phalange de l'index droit dans l'orifice cervical. Par des mouvements gradués, de plus en plus énergiques, ce doigt presse fortement sur les parois du col qu'il masse d'un mouvement excentrique. Ainsi l'index droit décrit aisément des arcs de cercle dilatant d'abord le côté gauche puis le côté droit. Cette dilatation est graduelle : elle est lente d'abord mais bientôt, en quelques minutes, elle s'accroît de 5 à 6 centimètres et permet l'engagement d'un segment du fibrome du volume d'une grosse pomme. Les lèvres fines du col pressent fortement sur le fibrome.

On fixe la tumeur en la saisissant par plusieurs pinces à griffes et on cherche à l'attirer hors de la cavité utérine. Pour cela on combine des mouvements de rotation à ceux de traction ; mais la rotation possible est très limitée ; on sent que la tumeur est fortement maintenue et comme bridée contre la surface interne de la cavité utérine. Il est ainsi nécessaire de donner quelques coups de ciseaux courbes pour libérer aussi haut que possible la tumeur de sa coque. Deux doigts introduits le long de la lame des ciseaux servent de conducteurs et empêchent de léser l'utérus.

Cette libération de la tumeur facilite son énucléation et son passage à travers le col. Aussi l'extraction s'opère aisément à travers les lèvres du col qui s'effacent avec la plus grande facilité. La dilatation est complète lorsque la tumeur, ayant un diamètre de 12 centimètres environ et la grosseur d'une tête de fœtus à terme, sort définitivement de l'utérus, puis du vagin.

Les lèvres du col sont à ce moment flottantes comme après l'accouchement. Le fond de l'utérus est largement accessible. Quelques minutes après l'extraction de la tumeur le col se referme. Une injection d'eau chaude facilite cette régression. Aucune hemorrhagie ne se produit. L'opération s'est effectuée à blanc en une demi-heure.

Pansement très soigné du vagin avec des compresses de gaze.

Suites opératoires normales : la malade guérit en quelques jours sans aucun incident. Afin de diminuer la charge de ses journées payantes à l'hôpital, elle repart pour son foyer quinze jours après son entrée à l'hôpital.

Remarques. — L'intérêt de cette observation réside non seulement en ce fait que le volume du fibrome dépassait celui d'une tête de fœtus à terme, mais encore en la facilité de l'accomodation de la tumeur dans son passage à travers l'ouverture du col. De plus la dilatation de ce dernier fut complète. Au début, elle fut difficile d'abord et cela sans doute en raison de l'âge de la malade ; mais dès que les premières difficultés furent vaincues, la dilatation se compléta avec une grande rapidité. En un mot le col se conduisit comme dans le cas d'un accouchement normal.

De cette observation on peut retenir encore les résultats que produisirent le repos absolu au lit sur la consistance et le volume de la tumeur. La tumeur qui était très molle et comme diffluente, sous l'influence de ce repos absolu devint au bout d'une quinzaine de jours dure et diminua de volume. Cette augmentation de consistance rendit plus facile la dilatation du col et l'extirpation de la tumeur.

OBSERVATION VII

(Due à M. le docteur SECHEYRON.)

Fibrome intra-utérin du volume du poing. — Extirpation par dilatation forcée du col et tractions. — Inversion du fond de l'utérus — Guérison.

Malade entrée dans le service de M. le docteur Secheyron à l'Hôtel-Dieu. Femme de 25 ans atteinte d'hémorragies.

A l'examen on constate la présence d'un fibrome intra-utérin ayant à peu près le volume du poing. On trouve le segment inférieur de l'utérus aminci. Le col est fermé, mais il est souple et ramolli. La pression abdominale sur le fond de l'utérus permet d'abaisser la tumeur et elle paraît entre les lèvres du col.

Opération. — Anesthésie au chloroforme.

Tout d'abord un doigt est introduit dans la cavité cervicale et d'un mouvement excentrique masse avec vigueur
les parois du col. Deux autres doigts sont successivement
introduits. Une pince à griffes saisit le pôle inférieur de la
tumeur, l'attire par en bas et l'appuie énergiquement sur
l'orifice interne du col. Peu à peu le fibrome s'engage
entre les lèvres de l'ouverture cervicale. Cependant celles-
ci se dilate mal et le chirurgien est sur le point de pratiquer aux ciseaux une hysterotomie latérale. Cependant la
dilatation étant suffisante pour laisser passer une forte
masse de la tumeur on ne fait point d'incision du col. On
constate à la traction que la tumeur est solidement fixée au
fond de l'utérus. La main gauche placée au-dessus du pubis
sent par palpation abdominale que le fond de l'utérus s'a-
baisse. Alors dans la crainte d'une inversion utérine, ou
d'autres lésions possibles, on s'applique à dégager la
tumeur qui est fortement prise dans sa coque utérine. Pour
cela on fait aux ciseaux une myomectomie prudente. Peu
à peu la tumeur qui était largement implantée sur le fond
de l'utérus cède et est extirpée en totalité.

On examine la cavité utérine : on s'aperçoit que le fond
de l'utérus, qui a gardé toute son épaisseur, tend à s'engager dans la cavité du corps. Une pince coiffée d'un tampon
de gaze relève le fond de l'utérus dont l'inversion est d'ailleurs à peine prononcée. Elle est ainsi très aisément ré-
duite. Les lèvres du col se fermèrent dès lors avec grande
rapidité.

Le malade guérit sans incidents.

Durée de l'opération : 35 à 40 minutes.

Remarques. — La longue durée de l'opération doit être attribuée à la résistance du col qui, parvenu à une dilatation de deux ou trois centimètres, opposait une violente rigidité aux efforts de la main et formait un véritable bourrelet cervical. La traction du fibrome, les mouvements de rotation qu'on lui imprimait ne paraissaient pouvoir vaincre une telle rigidité, non plus que les mouvements énergiques de massages excentriques pratiqués par les doigts. Les efforts duraient depuis près de dix minutes et il paraissait devoir être nécessaire de pratiquer une hysterotomie cervicale lorsqu'on s'aperçut de la position interstitielle de la tumeur au fond de l'utérus. C'est alors que l'on pratiqua la libération de la tumeur de sa gangue et par quelques coups de ciseau on pratiqua une véritable énucléation de la tumeur.

Dès lors, le col s'ouvrit avec une extrême facilité et sa dilatation fut complète. Il fut même possible de suivre de l'œil la séparation du fibrome d'avec ses dernières attaches au fond de l'utérus, qui se trouvait lui-même en un degré léger d'inversion.

OBSERVATION VIII

Due à M. le docteur SECHEYROU.

(Fibrome intra-utérin — extraction après dilatation forcée du col et traction par des pinces. Guérison.)

Femme de 38 ans, des environs de Toulouse. De parfaite

santé habituelle, forte et robuste ; cependant est assez mal réglée d'ordinaire. Depuis six mois, la malade est atteinte de métrorrhagies qui déterminent chez elle un degré d'anémie considérable. M. le docteur Garipuy consulté, porte le diagnostic de fibrome intra-utérin et conseille une intervention.

La malade entre à la clinique de M. le docteur Secheyron, — elle est opérée le 1 juin, en présence de son docteur.

Anesthésie au chloroforme.

A ce moment, la dilatation du col est suffisante pour laisser pénétrer l'extrémité de l'index. Deux pinces à griffes sont appliquées sur les lèvres du col qui est attiré par en bas. L'extrémité de l'index est introduite dans l'orifice externe du col et par un mouvement de vrille, par un massage excentrique des parois de la cavité cervicale, augmente la dilatation et pénètre tout entier. Il contourne la tumeur dont le volume paraît alors plus considérable que celui qu'avait fait soupçonner le simple toucher vaginal.

Une pince à griffes saisit la tumeur par son extrémité inférieure et dans l'intérieur même de la cavité utérine. Des tractions exercées sur la pince appuient le fibrome sur les lèvres du col qui se moulent sur lui. La dilatation fournit à peu près à ce moment une ouverture de un centimètre de diamètre. C'est à peine si le fibrome déborde les lèvres du col. Les doigts viennent alors exercer des pressions et un massage excentrique sur les lèvres de ce col : ces manœuvres semblent néanmoins peu efficaces ; les lèvres sont dures, rigides ; cependant elles se dilatent un peu et laissent passer une certaine portion de la tumeur.

On déplace alors les pinces et on saisit la tumeur au ras des lèvres du col. Des tractions permettent ainsi le passage d'une nouvelle portion de la tumeur. Le col se dilate davantage et s'entrouvre comme une véritable colerette appliquée sur le fibrome. De nouvelles tractions, un peu de massage digital, donnent issue à une partie de la tumeur du volume d'une mandarine. Quelques coups de ciseaux détruisent les adhérences fibreuses qui paraissent fixer la tumeur du côté de la corne gauche. On joint alors des mouvements de rotation aux mouvements de traction. Ainsi on abaisse peu à peu la tumeur. Bientôt elle apparaît presque en entier hors de l'utérus et un doigt va reconnaître ses rapports avec le fond de la cavité utérine. C'est ainsi qu'il trouve un faisceau de tissus fibro-muqueux qui sert de point d'attache. On saisit cette sorte de pédicule avec une pince à mors épais et on le sectionne aux ciseaux. Cette dernière pince est enlevée avant le pansement final. Dès lors, la tumeur est extirpée avec grande facilité.

Une injection chaude à l'eau stérilisée est pratiquée dans la cavité utérine. Celle-ci est encore frottée avec un tampon de gaze imbibée de glycérine créosotée.

Durée de l'intervention : 20 à 25 minutes environ.

Le col reste légèrement béant durant quelques instants, ses lèvres présentent deux ou trois fines éraillures. On fait alors un pansement vaginal à la gaze stérilisée.

Suites opératoires normales. La malade, qui était considérablement anémiée au moment de son opération, sé rétablit rapidement sans aucune complication.

La forme de la tumeur est vaguement celle d'un utérus normal ; ce fibrome ressemble à une petite gourde avec un col renflé et épais. A une masse transversale renflée à son extrémité supérieure (qui correspond au fond de l'utérus) est accolée une autre masse beaucoup moins volumineuse et renflée en massue à son extrémité inférieure (qui correspond à la cavité du col utérin).

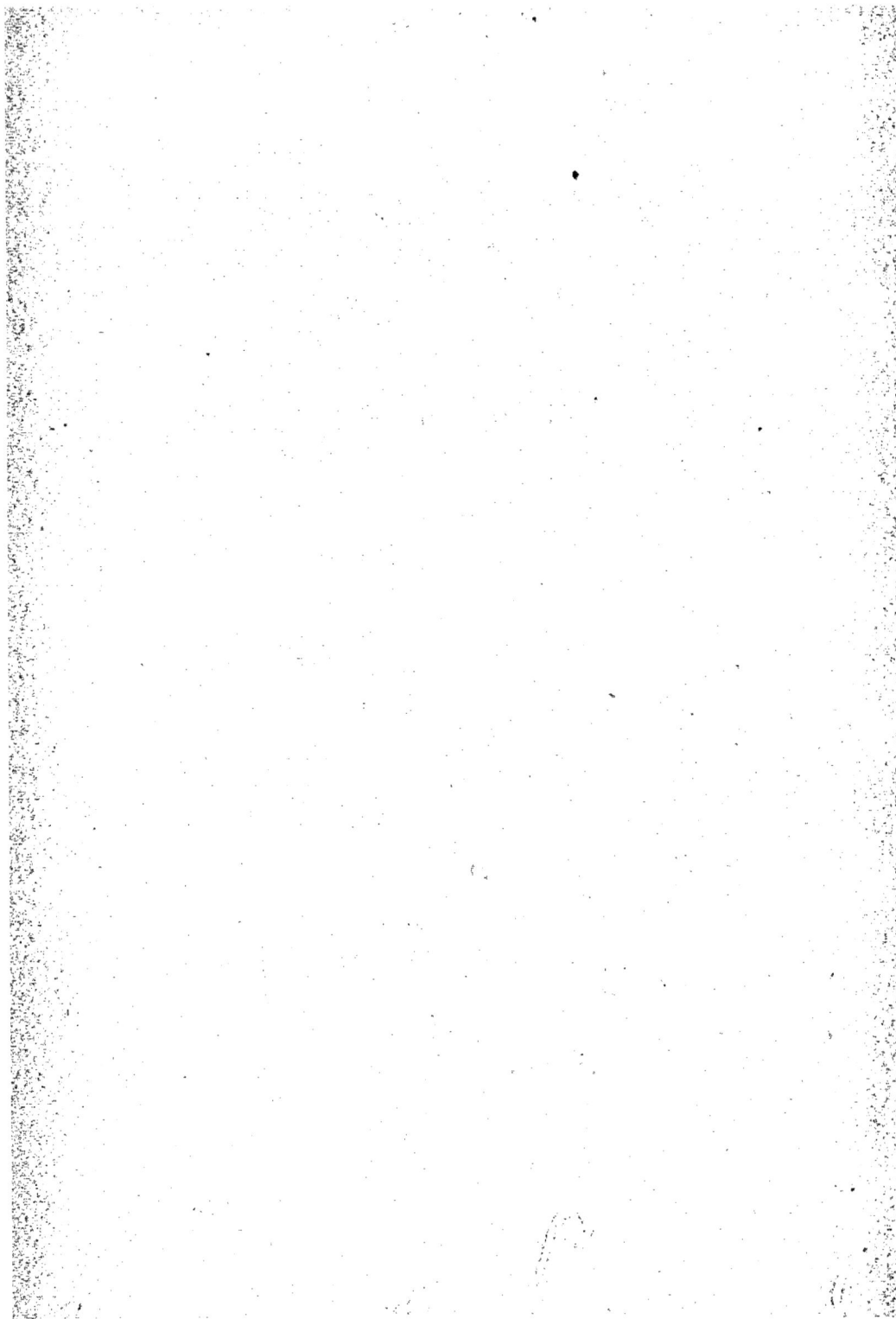

CONCLUSIONS

En principe, nous estimons que tout fibrome diagnostiqué doit être opéré. Cette conduite est d'autant
plus légitime que, le plus souvent, l'intervention
n'expose pas les patientes à des dangers plus grands
que ceux qui relèvent de l'évolution naturelle de leur
maladie.

De plus, tout fibrome doit être opéré de bonne heure,
parce que, plus la tumeur est petite, moins l'opération
est grave.

Parmi les opérations susceptibles de répondre à une
telle indication, il en est une, applicable souvent et particulièrement simple. C'est l'énucléation vaginale
après dilatation forcée du col selon la méthode imaginée par M. Sécheyron.

Cette méthode a pour principe : la dilatation forcée
du col utérin obtenue : 1° par des manœuvres digitales
opérées de dehors en dedans; 2° par des tractions sur
la tumeur fixée par un faisceau de trois ou quatre paires de pinces à griffes.

La dilatation du col ainsi obtenue est suffisante pour
permettre de pratiquer une énucléation vaginale.

9

Cette intervention s'applique :

1° Aux cas de tumeurs contenues en partie dans la cavité utérine, en partie dans le vagin ;

2° Aux cas de tumeurs sessiles ou pédiculées contenues tout entières dans la cavité utérine ;

3° Aux cas de tumeurs sessiles sous-muqueuses ou interstitielles faisant plus ou moins relief dans la cavité utérine.

Les indications générales de cette intervention sont :

1° L'unicité et le volume pas trop considérable de la tumeur;

2° La régularité approximative de l'utérus et sa mobilité ;

3° La présence d'annexes saines.

Les principaux avantages de ce procédé sont :

1° La bénignité absolue ;

2° L'extrême rareté des hémorragies primitives ou secondaires;

3° L'impossibilité de blesser l'intestin, la vessie, les uretères;

4° L'absence totale de tout risque d'infection;

5° L'extrême simplicité.

Ainsi cette opération est légitime, particulièrement utile et avantageuse.

Elle permet souvent d'arrêter dès le début l'évolution d'une tumeur qui plus tard risquerait de provoquer des accidents graves et exigerait une opération importante.

BIBLIOGRAPHIE

ALEXANDER (William). — *Enucléation utérine fibroïds* *British Medical journal*, 1898, p. 1318 à 1322.

AMUSSAT. — *Sur l'anatomie pathologique des tumeurs fibreuses interstitielles de la matrice et sur la possibilité de les extirper lorsqu'elles sont encore contenues dans les parois de cet organe.* Mémoire. Paris, 1842.

AUVARD. — *Traitement des fibromes utérins.* In *Union Médicale* du 12 mai 1855.

BERNEAUDAUX. — *Des corps fibreux de l'utérus.* Thèse, Paris, 1857.

BENTTNER (O). — *Ueber ein eigentümliches Verhalten des Uterus beim Einführen von Instrumenten Central für ginäkologie.* 23 octobre 1897.

BOGDANIK. — *L'énucléation conservatrice des fibromes utérins.* In *Gaz. Lek. Warszawa*, 1901, t. XXI, p. 1123.

BOGDANIK. — *Conservatrice extirpation von uterus myomen.* In. *Wien. Medik. Presse*, 1902, t. XLIII, p. 353.

Bonnet. — *Traitement chirurgical des fibromes utérins.*

Bonnet. — *Parallèle des phénomènes consécutifs à l'énucléation abdominale et à l'hystérectomie.* Paris, 1891.

Bouilly. — *Contribution à l'étude des grosses tumeurs fibro-kystiques de l'utérus.* In *Semaine Gynécologique*, 1898, p. 18.

Boursier. — *Des indications opératoires dans les fibromes utérins.* In *Journal de médecine de Bordeaux*, 1902, t. XXXII, p. 119 à 122.

Même sujet. — In *Journal de médecine de Bordeaux*, 1901, t. XXXI, p. 37 à 39.

Bovis (R. de). — *Les pseudo perforations de l'utérus au cours des opérations intra-utérines.* In *Semaine médicale*, 26me année, n° 22, 30 mai 1906.

Briggs (H). — *Fibroïds vaginal enucléation.* Liverpool. M. Chirurg. J., 1898, p. 64-78.

Buffet. — *Polypes fibreux utéro-vaginaux sphacélés.* Société de Chirurgie. Paris, 30 mars 1898. Rapport de Lejars. Discussion Routier, Ricard, Bouilly, Pozzi, Quénu, Potherat, Tuffier.

Castillo-Ruiz (de Madrid). — *Traitement des fibromes utérins.* Discussion au XVme congrès international de médecine. (Section de Gynécologie et d'Obstétrique). Lisbonne, avril 1906.

Chesnau. — *Le Col utérin.* Thèse Paris, 1904-05.

CLAISSE (André). — *Recherches sur le développement des fibromes*, Thèse Paris, 1900.

CULLEN. — Discussion de la communication de Mont-profit sur la myomectomie. XIII⁰ Congrès de mé-decine. Paris 1900. *Section de Gynécologie*, séance du 4 août.

DARTIGUES (L). — *Chirurgie conservatrice de l'utérus et de ses annexes dans le traitement des fibromes.* Thèse Paris, 1900.

DARTIGUES (L.). — *The enucléation of interstitiel fibro-myomata by cervico vaginal hyterotomy. In méd. Chronicle.* Manchester 1900, 3 s. III. p. 90.

DECORNIÈRE. — Expulsion d'un polype fibreux de l'uté-rus. Routier, rapporteur. *In Bulletin et Mémoires de la soc. de Chirurgie.* Paris, 1893.

DEMONS. — *Choix de l'intervention dans le traitement des gros polypes fibreux de l'utérus.* In XIV⁰ Congrès de chirurgie, Paris, 1901, p. 615.

DOLÉRIS. — *Enucléation des fibromes utérins par la voie vaginale ; reproduction de nouvelles tumeurs.* In la Gynécologie. Cinquième année, n° 6, 1900.

DORFF. — *Quelques mots sur la myomectomie.* In *Bull. de la société Belge de Gynec. et d'Obstétri-que.* Bruxelles 1900. T. XI; p. 127-133.

DOYEN. — *Traitement des fibromes utérins.* Discussion au XV⁰ Congrès international de Médecine. Lis-bonne avril, 1906.

Duplay. — *Traitement des fibro-myomes de l'utérus.* In *Presse Médicale*, Paris, 1900. t. I, p. 289-291.

Faure (J.-L.). — *L'hystérectomie, technique et indications.* Paris 1906.

Faure (J.-L.). — *Traitement des fibromes utérins.* Discussion au XVᵉ Congrès international de médecine. Lisbonne 1906.

Fellner (L.). — *De l'influence des nerfs utérins sur l'atonie de l'utérus non puerpéral* In *Zentral-für Ginäk.* 30 juin 1906,

Gallard. — *Traitement des polypes fibreux de l'utérus,* In *Revue d'Obs et de Gynec.* Janvier, 1887.

Herbecourt (J.-V. d'). — *De la voie vaginale sans hystérectomie.* Thèse Paris, 1900

Jarjavay. — *Des opérations applicables aux corps fibreux de l'utérus.* Thèse d'agrégation. Paris,1850.

Kakouchkin. — *Traitement chirurgical des fibromes utérins.* Thèse. Académie impériale militaire de Saint-Pétersbourg. Février 1902.

Keiffer. — *Le système nerveux ganglionnaire de l'utérus.* In *Bulletin de l'Académie royale de médecine de Belgique* (séance du 26 mai 1906).

Knapp. — *Artificial dilatation of the cervix.* In *Surgery Gyn. a. obstetricks.* Nov. 1905.

Larcher (O.). — *Contribution à l'étude des polypes fibreux à apparitions intermittentes.* In *Archives de Médecine* 1867 vol. 1, p. 39 et 193.

La Torre. — *De la nature des fibromes.* XIIIᵉ Congrès international de médecine. Paris 1900. Section de Gynécologie. Séance du 4 août.

MARTIN. — *Traitement de Myomes.* In *Annales de Gynécologie et d'Obstétrique.* 1900. T. LIV, p. 304.

MARTIN. — *Indication et Technique des opérations des Myomes.* In *Revue de Gynéclologie.* Paris 1900. T. IV ; p. 767.

MARTIN (A. de Greisswald). — *Myomoperationen.* Compte rendu du XIIIᵉ Congrès international de médecine à Paris 1900. Section de Gynécologie, séance du 4 août.

MARTIN (A. de Greisswald). — *Traitement des fibromes utérins* XVᵉ Congrès international de médecine. Section de Gynécologie et d'Obstétrique. Lisbonne. Avril 1906.

MÉNIÈRE. — *Inflammation des fibromes utérins.* In *Gazette de chirurgie.* 1888.

MONJARDINO (de Lisbonne). — *Traitement des fibromes utérins.* Discussion au XVᵐᵉ congrès de médecine. Section de gynec. et obstétrique. Lisbonne 1906.

NIVET. — *Contribution à l'étude de l'énucléation des fibromes utérins.* Thèse Paris 1905.

NOBLE. — *The conservation treatment of fibroïds tumors by myomectomy.* In *Therap. gaz.* Detroit, 1898, p. 455.

NOBLE. — *Traitement des fibromes utérins.* In *American Med. Ass. Annual.*, session of 1906.

OTT. — *Importance de la méthode vaginale dans la myomectomie conservatrice.*

PANCHET. — *Traitement des fibromes de l'utérus.* In *Gazette de Gynécologie.* Paris 1900, t. XIV, p. 208.

PÉAN. — *De l'intervention chirurgicale dans les petites tumeurs de l'ovaire et de l'utérus.* In *Gazette des Hôpitaux,* 1883, p. 636.

PÉAN. — *Du morcellement appliqué à l'ablation totale de l'utérus dans certains cas de tumeurs fibreuses et cancéreuses.* In *Gazette des Hôpitaux,* 1886.

PÉAN. — *Ablation des tumeurs fibreuses ou myomes de l'utérus par voie vaginale.* In *Gazette des Hôpitaux,* 1886, p. 230.

PÉAN. — *Ablation par morcellement des fibromes par voie vaginale.*

PFARMENSTIEL (de Giessen). — *Traitement des fibromes utérins.* Discussion au XVᵉ congrès international de médecine. Lisbonne 1906.

PICHEVIN. — *Chirurgie conservatrice de fibromyomes utérins.* In *Sem. Gynécologique.* Paris 1902, t. VII.

PLANQUE. — *Contribution à l'étude de la torsion des fibromes utérins.* Thèse Paris 1897.

POZZI (S). — *De la valeur de l'hystérotomie dans le*

traitement des tumeurs fibreuses de l'utérus.
Thèse d'agrégation, Paris 1875.

Pozzi (S). — *Sur la technique de la ligature du pédicule.* In *Bull. et mémoires de la société de chirurgie.* Paris, novembre 1883.

Pozzi (S.). — *Etude sur une variété clinique de polypes
fibreux de l'utérus* (énormes polypes). In *Revue
de Chirurgie,* 1885, p. 113.

Quexu. — *De l'hysterectomie vaginale pour fibromes
utérins; ses indications.* In *Bulletins et mémoires
de la Soc. de Chirurgie de Paris.* t. XXIV, n° 12,
p. 347 (n° du 5 avril 1898).

Recasens (de Madrid). — *Traitement des fibromes
utérins.* Discussion au XVme Congrès international de Médecine. Section de Gynec. Lisbonne 1906.

Ricard. — *Traitement des fibromes utérins.* In *Gazette des Hôpitaux.* Paris, 1898.

Routier. — *Intervention pour fibromes compliquant la
grossesse.* In *Bulletin et Mémoires de la Société
de chirurgie.* Paris 1902. T. XXVIII, p. 453.

Rouville (de et Tuffier). — *Traitement des fibromes
utérins.* Rapport au XVe Congrès international de
Médecine. Section de Gynec. et Obst. Lisbonne
1906.

Schaffer (O). — *Ueber experimentell von den inneren
genitalien auslösbore reflektorische und koordi-*

niente Fernerersheinungen, besodners des Bluttge-fassystems. Monatssch. für geburtsch und gynä-kol. Avril 1902, fascicule supplém.

SCHAFFER (O.). — *Wechselnder Tonus der Gebärmutter auf intra-uterine Reize hin. Zentr. bl. für gynak,* 7 octobre 1905.

SCHWARTZ. — *Polypes intra-utérins. Opération en deux temps.* In *Revue d'Obstétrique et de Gyné-cologie.* Décembre 1886.

SÉCHEYRON. — *De l'ystérectomie vaginale, étude sur le traitement chirurgical des fibromes et des kystes de l'utérus pas voie vaginale.* Thèse Paris. 1888.

SÉCHEYRON. — *Traité de l'ystérectomie et de l'hysté-rotomie* Paris, 1889.

SEGOND. — *De l'hystérotomie cervico-vaginale dans le morcellement des fibromes du corps de l'utérus.* XIIIme Congrès de médecine à Paris, août, 1900.

SEGOND. — *Présentation d'un utérus montrant com-bien le retour de cet organe à l'intégrité peut être satisfaisant après l'ablation des fibromes inters-titiels par morcellement et hystérotomie cervicale.*
Comptes rendus de la société d'Obstétrique de Gynécologie et de Pédiatrie de Paris. V. II, 1900. 5me fascicule. Mai p. 149.

SEIGNENT. — *Sur la dilatation du col.* In *Revue de la Suisse Romane* 1905, n° 2.

SPINELLI. — *Primi tentativi di chirurgica conserva-*

*trice nei fibromi dell utero. in Atti. et soc. ital, di
obstet et gynec.* 1899. *Roma* 1900. T. VI, p. 174.

STRASSMANN. — *Paralyse des nicht schwangeren uterus. Central bl. für Gynecol.* 21 janv. 1905.

SUAREZ GAMBOA (de Mexico). — *Du traitement des fibromes utérins.* Discussion au XVme Congrès in-
ternat. de Médecine. Lisbonne, 190[?]

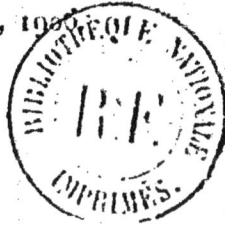

TOULOUSE

Ch. DIRION, Libraire-Éditeur

22, rue de Metz et rue des Marchands, 33

—

1908

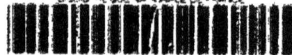

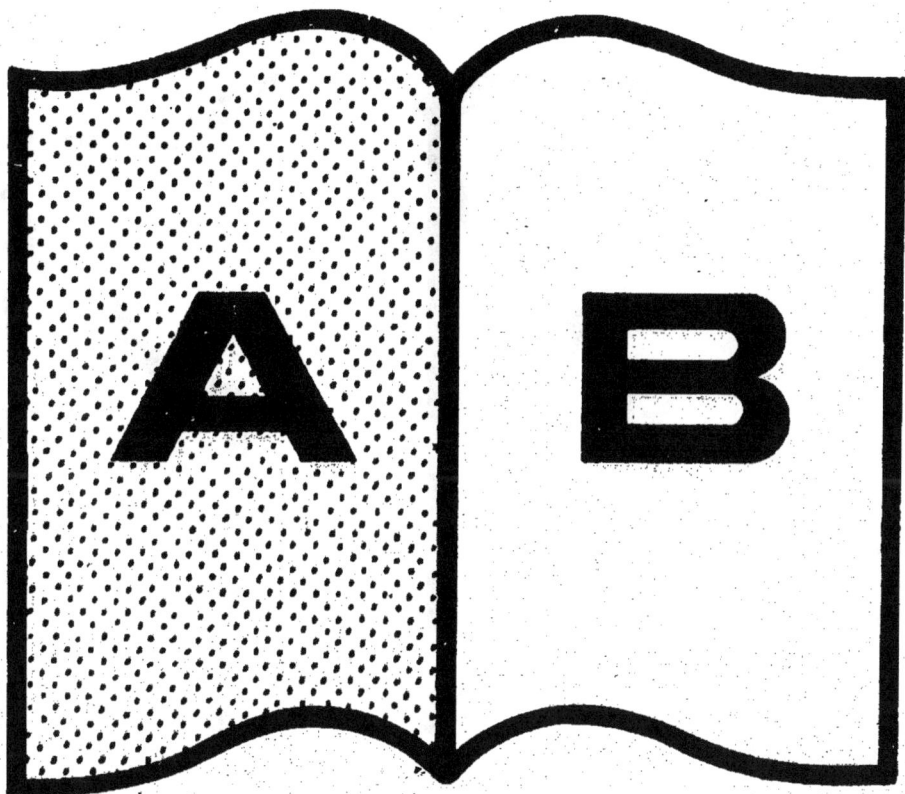

Contraste insuffisant

NF Z 43-120-14

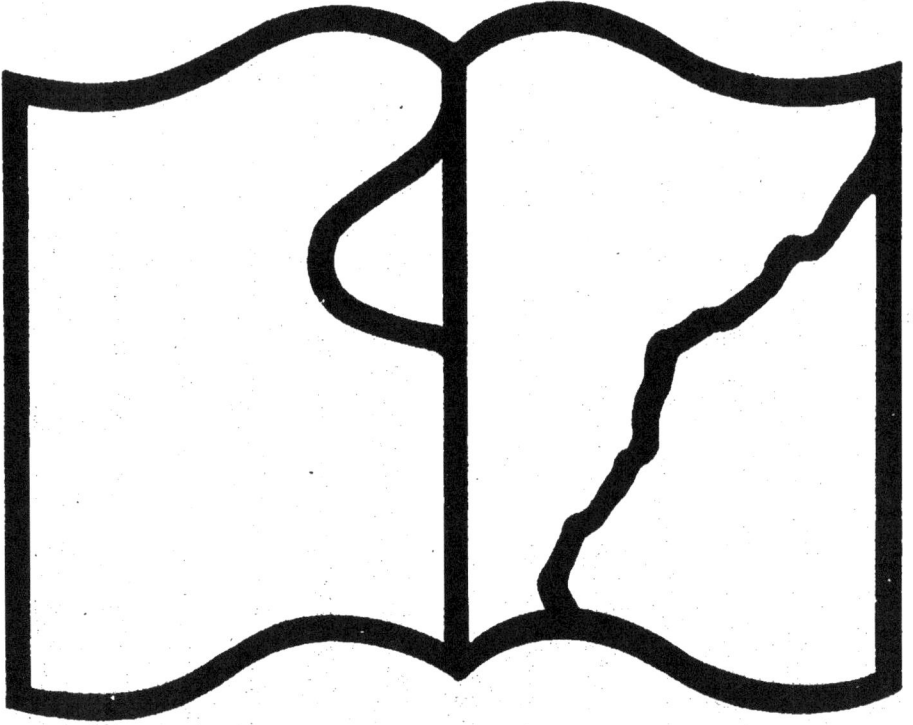

Texte détérioré — reliure défectueuse

NF Z 43-120-11